Anspannung – Entspannung: Alles fließt...

Die Progressive Muskelrelaxation nach Jacobson ist ein Weg zurück zur Mitte.

Anspannung – Entspannung
Festhalten – Loslassen
Druck – Gelassenheit
Energie – Ruhe...

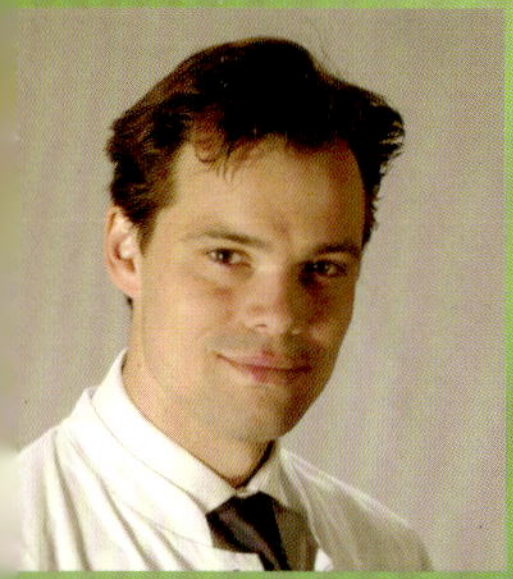

...sind Ausgang und zugleich Folge unseres alltäglichen Daseins. Sie bewegen sich zyklisch und halten unseren Organismus in einem Fließgleichgewicht. „Alles fließt" bemerkte schon der griechische Philosoph Heraklit (544-483 v. Chr.). Dies gilt für unseren Muskel- und Bewegungsapparat, aber auch für unser Nervensystem. Ohne dass wir es merken, halten „Antriebspol" (Sympathikus) und „Ruhepol" (Parasympathikus) Körper, Geist und Seele in einem inneren Gleichgewicht. Auch das Herz-Kreislauf-System und viele andere Körperfunktionen arbeiten innerhalb solcher Gleichgewichtssysteme.

Die Progressive Muskelrelaxation (PMR), auch Progressive Muskelentspannung (PME) genannt, ist ein einfaches, effektives und gut untersuchtes Verfahren, das innere Gleichgewicht günstig zu beeinflussen. Körper und Psyche werden durch einen „ganzheitlichen" Ansatz nachhaltig entlastet und funktionell gestärkt.

Wenn Sie regelmäßig trainieren, wird sich auch bei Ihnen das Gefühl von Wohlbefinden und Entspannung nach und nach einstellen. Sie werden diese wissenschaftlich anerkannte und bewährte Methode schätzen lernen und sich auf jede Auszeit mit der PMR freuen. Viel Vergnügen!

Dr. Stephan Frucht

Der Autor: Seit seiner Promotion in der Unfallchirurgie beschäftigt sich Dr. Stephan Frucht vermehrt mit den alltäglichen Problemen des Bewegungsapparates sowie mit unterschiedlichen neuromuskulären Entspannungstechniken. Bei der Anwendung der Progressiven Muskelrelaxation nach Jacobson (PMR) hat er in vielen Fällen günstige Entwicklungen von Beschwerdebildern beobachten können. Er empfiehlt die PMR daher auch als hervorragende Form der Gesundheitspflege und Selbstentspannung in der ärztlichen Praxis. Dr. Frucht hat bereits mehrfach zur PMR veröffentlicht; u.a. eine Audio-CD mit Musik und gesprochener Anleitung sowie eine Hörspiel-CD für Kinder.

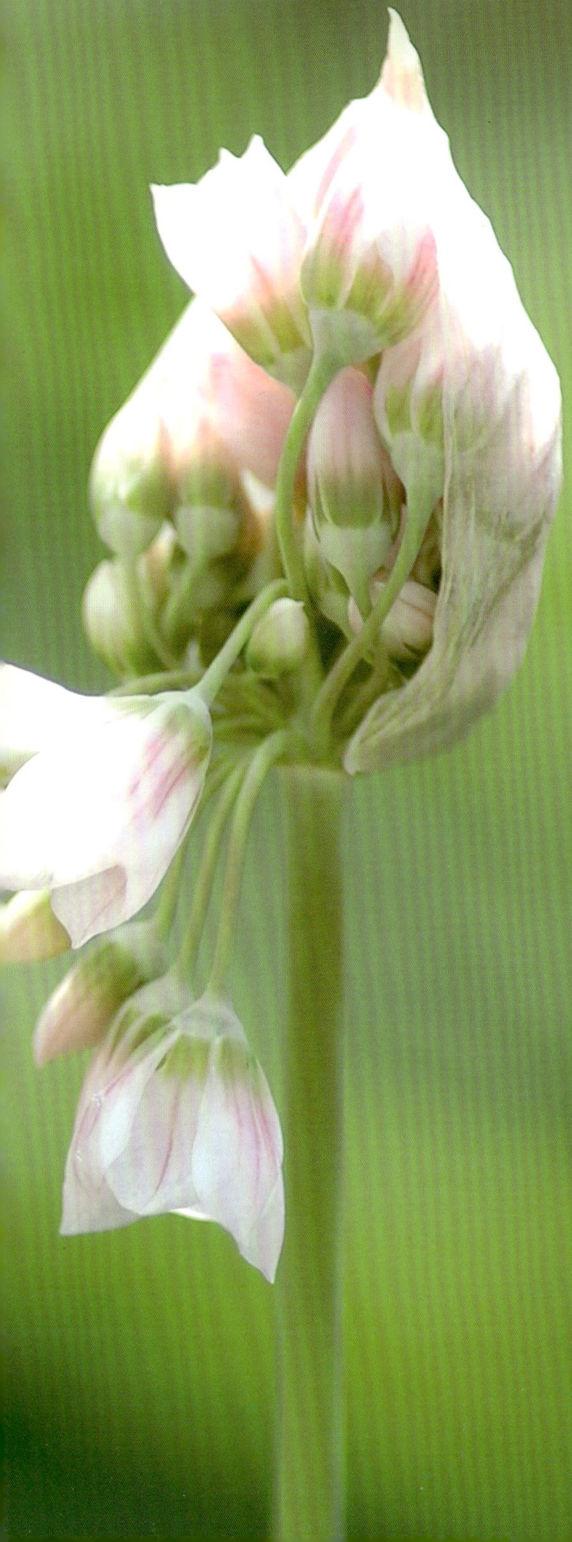

Ein Wort zuvor...
„In der Ruhe liegt die Kraft“

In seiner Mitte sein...

Dies ist die Vorstellung von Gesundheit in der traditionellen chinesischen Medizin. Auch wir benötigen für unser Wohlbefinden ein gesundes Verhältnis von Spannung und Entspannung, von Stress und Erholung, von Aktivität und Passivität. Unsere innere und äußere Gesundheit erneuert ihren energetischen Ursprung immer wieder über die physische und psychische Mitte.

Wer sich diesen Bereich der Mitte täglich erobern will, findet mit der Progressiven Muskelrelaxation ein geeignetes Mittel, Körper und Seele ins innere Lot zu bringen. Dieser ganzheitliche Ansatz ist für jedermann leicht zu erlernen. Ruhe und Gelassenheit lassen sich so mit Freude trainieren. Nehmen Sie sich täglich ein wenig Zeit dafür. Es lohnt sich!

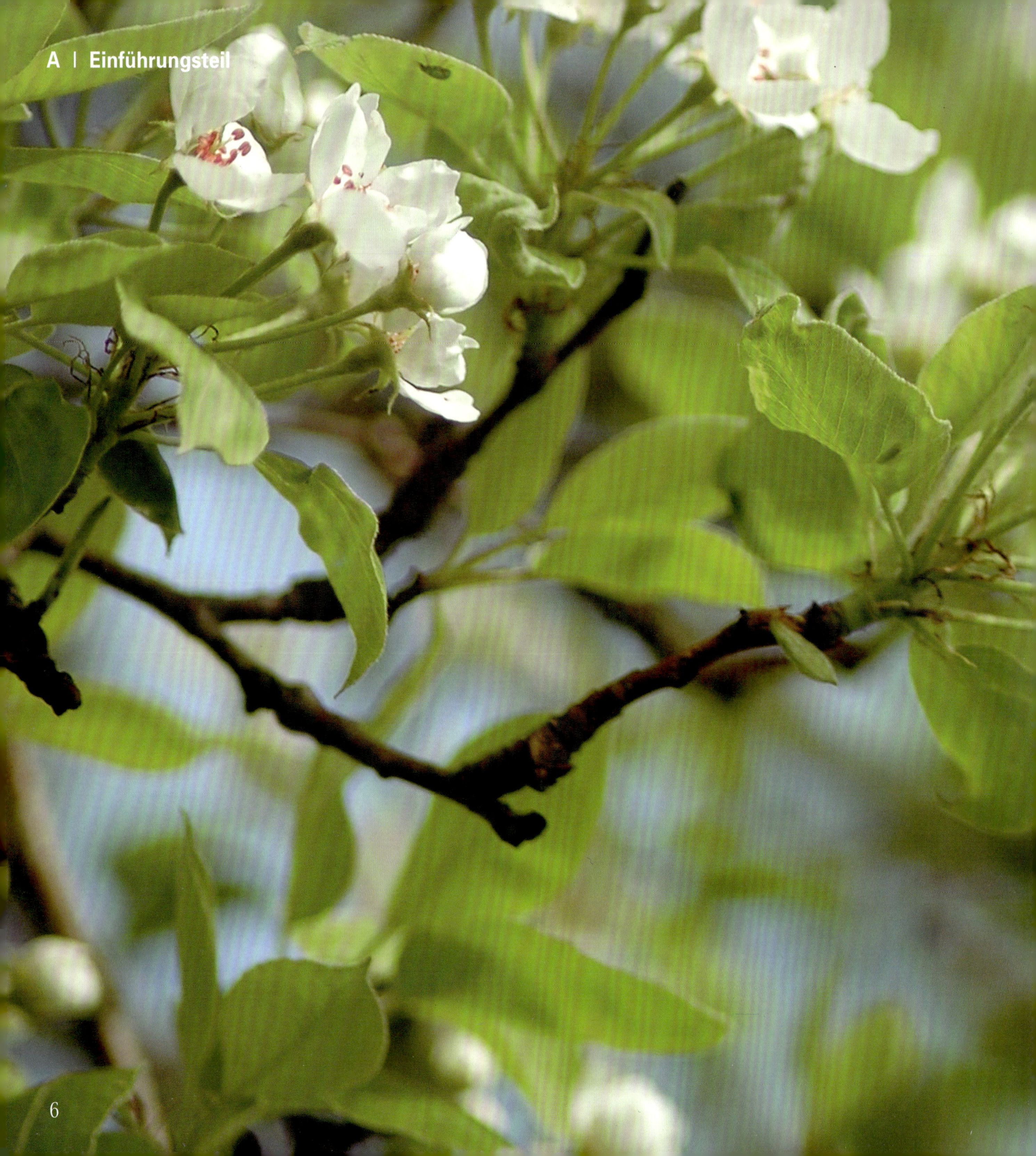

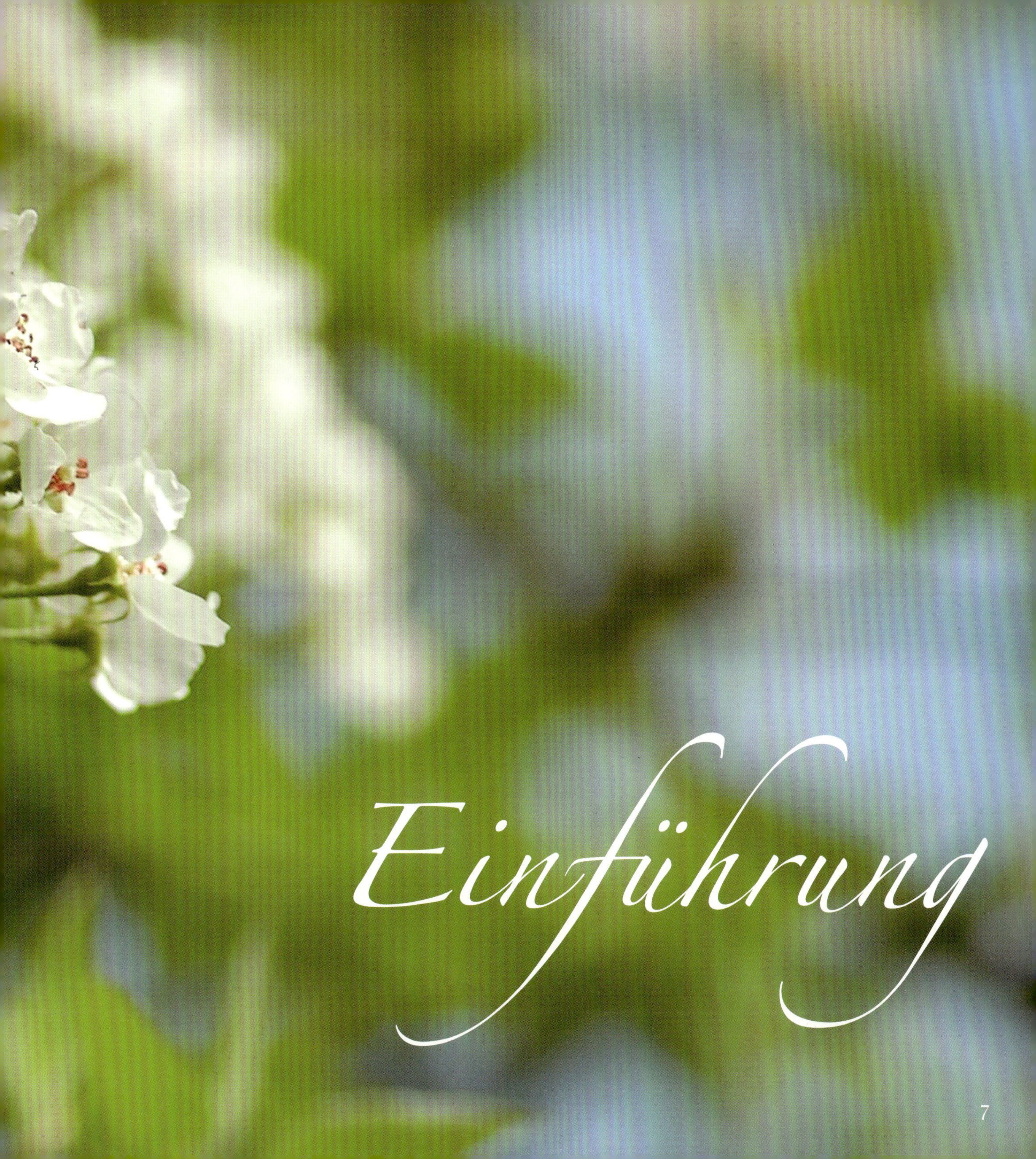

Einführung

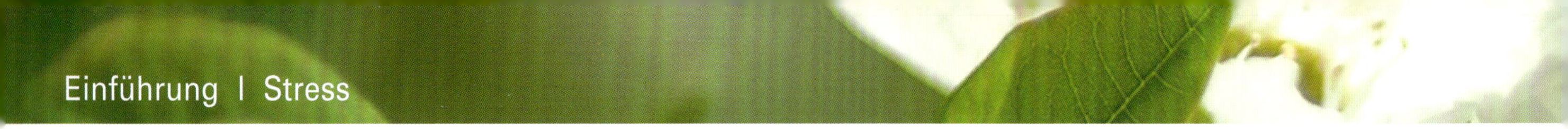

1. Vom Stress zur Entspannung: Der Weg ist das Ziel

Was ist Stress...? Was macht Stress...?

Ursache von Stress und Verspannung

Stress gehört zu unserem Leben. Laut Definition ist Stress die Bezeichnung für ein hohes Maß an körperlicher, aber auch seelischer Beanspruchung oder Belastung. Dabei muss man unterscheiden zwischen „gutem" Stress (Eustress) und „schlechtem" Stress (Dysstress). Stress muss also nicht immer etwas Negatives sein. Wir brauchen sogar ein bestimmtes Maß an Stress, um unser inneres Gleichgewicht in der Balance zu halten. Ohne Stress im weitesten Sinne gäbe es auch keine Entspannung. In gewisser Weise ist auch Sport eine Art von Stress, die sich – richtig dosiert – positiv auf unser Wohlbefinden auswirken kann.

Es gibt aber auch negativen Stress, der uns teilweise bewusst, teilweise unbewusst befällt und uns schadet. Neben Ärger, Streit und Überbeanspruchung gehören natürlich auch Lärm, schädliche Umwelteinflüsse und innere Konflikte dazu.

Gerade heute ist oftmals die Situation am Arbeitsplatz, aber auch der drohende Arbeitsplatzverlust eine Ursache von Stress.

Ein weiterer Grund für Stress und Verspannung liegt in unseren Genen. Diese programmieren bestimmte Hormone, welche bei Gefahr Kampf oder Flucht signalisieren. In der heutigen Zivilisation muss allerdings niemand mehr Angst haben, vom Löwen gefressen oder von wilden Kriegern verschleppt zu werden. Gerade in der westlichen Welt empfinden wir heute andere Belastungen: Den Berufsverkehr, die volle U-Bahn, den kritischen Chef, Mobbing unter Kollegen, die überfüllten Städte, Stress in der Familie, Angst vor Vereinsamung, ja sogar den Zwang, sich gegen alles Mögliche versichern zu müssen. All diese Dinge beunruhigen uns. Dennoch laufen wir nicht einfach davon oder fordern unsere Mitmenschen zum Duell heraus. Der moderne Mensch schluckt viel, oft zu viel Ärger einfach hinunter. Dies führt zur vermehrten Beanspruchung des Nervensystems, zu Verspannungen des Muskel- und Skelettsystems und möglicherweise zur Belastung ganzer Organsysteme.

Probiers`s mal mit Gemütlichkeit...

Folge von Stress und Verspannung

Hinsichtlich der Wirkung von Stress unterscheidet H. Selye, der Autor des „Stresskonzeptes", einerseits eine stimulierende Wirkung und andererseits einen schädlichen Einfluss von Stress. Negativer Stress führt über komplexe körperliche und psychische Mechanismen zunächst zur inneren Unruhe, dann zur gesteigerten Aufregung und später zur Verspannung oder gar zur Blockierung.

Folgt man dem Stressmodell der psychosomatischen Medizin, so zeigen sich bei dauerhafter Stresseinwirkung drei Phasen der körperlichen Reaktion:

1. Alarmreaktion (der Körper zeigt Folgen der Stresseinwirkung; Leistung fällt ab)
2. Widerstand (der Körper reagiert auf Stressauslöser, Anpassung steigert die Leistung)
3. Erschöpfung (bei weiter fortdauernder Stresseinwirkung folgt der Zusammenbruch)

Jenseits dieser Theorie des Allgemeinen-Anpassungs-Syndroms lassen sich die Variationen der Stressfolgen aber auch an ganz verschiedenen Einzelsymptomen erkennen. Gelegentlich kommt es bei dauerhaftem Stress zu Beschwerden einzelner oder mehrerer Organbereiche:

1. Verdauungstrakt: Magenbeschwerden, Durchfall, Verstopfung
2. Atemtrakt: Nervöses Atemsyndrom, Asthma bronchiale
3. Herz-Kreislauf-System: Bluthochdruck, Rhythmusstörungen, koronare Herzkrankheit
4. Bewegungsapparat: Muskelschmerzen und -krämpfe, Gelenkschmerzen
5. Urogenitaltrakt: Inkontinenz, Impotenz, Regelstörungen
6. Nervensystem: Kopfschmerzen, Migräne, hohe Reizbarkeit
7. Haut: Ekzeme, Akne, Nesselsucht
8. Psyche: Angst, Depression, Essstörungen, Schlafstörungen

Rote Karte für den Stress

Glücklicherweise kann der Mensch diesem Prozess auch aktiv entgegentreten. Mit dem richtigen Verhalten und einem geeigneten „Verteidigungskonzept" können Sie solchen krankmachenden Veränderungen vorbeugen und zu einem gelassenen und zufriedenen Leben zurückfinden.

Dieses Buch versucht, Ihnen die Ursachen und Folgen von Stress näher zu bringen und bietet Ihnen mit der Methode der Progressiven Muskelrelaxation nach Jacobson einen modernen Weg der „Hilfe zur Selbsthilfe" an.

Dieses Motto sollte ein Begleiter jedes neuen Tages sein. So können Sie die Sorgen des Alltags gegen inneren Frieden und Freude am Leben eintauschen. Die richtige Methodik für eine aktive Entspannung hilft Ihnen dabei und vermittelt bei regelmäßiger Anwendung eine neue, ungeahnte Natürlichkeit.

Zusammenspiel zwischen Körper und Seele

Körper und Seele unterliegen einem sehr komplexen Wechselspiel. Genau genommen lassen sich beide Bereiche überhaupt nicht vollständig voneinander trennen. Beide werden durch das zentrale Nervensystem koordiniert und verschaltet. Jeder, der schon einmal nervöse Schlafstörungen oder stressbedingte Muskelzuckungen gehabt hat, weiß das.

Akzeptieren Sie, dass niemand so ist wie Sie!

Wichtig ist es zu verstehen, dass kein Mensch wie der andere ist. Geht man der Frage nach, ob bestimmte Eigenheiten, die jeder an sich beobachten kann, noch „normal" sind oder nicht, fangen die Probleme bereits an. Ein entscheidender Punkt im Hinblick auf das Zusammenspiel von Körper und Seele ist, dass man aufhört, sich selbst mit anderen zu vergleichen.

Die Interaktionen von Körper, Geist und Seele erscheinen uns undurchschaubar. Aber wenn wir sie schon nicht gänzlich verstehen, dann können wir sie zumindest beeinflussen und uns die gewünschten Effekte antrainieren.

Die Forschung konnte schon vor längerer Zeit beweisen, dass die Abläufe von Körperaktionen und Psyche aneinander gekoppelt sind. Das sog. „Lernmodell" geht davon aus, dass die persönliche Lernerfahrung für die Entstehung von Körpersymptomen einen wichtigen Beitrag leistet. Zwei wichtige Lernprinzipien wurden schon Ende des 19. Jahrhunderts entdeckt:

- **Das *klassische* Konditionieren** (I. P. Pawlow, 1849-1936): Hier konnte allein ein Glockenton die Speichelsekretion bei Hunden auslösen, nachdem sie zuvor „gelernt" hatten, dass es bei diesem Glockenton Futter gab.

- **Das *operante* Konditionieren** (E. Thorndike, 1874-1949): Hier hat sich gezeigt, dass Katzen eine schlechtere Methode durch eine bessere zu ersetzen lernen, wenn sie dadurch schneller an Futter kommen. B.F. Skinner hat dieses Phänomen auf den Menschen übertragen. Er konnte beweisen, dass Handlungen, die Befriedigung zur Folge haben, wiederholt werden, andere, die zu Negativerfahrungen führen, dagegen unterdrückt werden.

Entspannung ist nicht angeboren. Sie will gelernt sein!

Es ist also nicht weiter verwunderlich, dass Stress in seinen verschiedenen Formen zu allerlei unterschiedlichen Reaktionen und Symptomen führt. Dabei muss man diese Belastungen nicht einmal bewusst wahrnehmen. Das Unterbewusstsein hat eine größere Kraft, als es sich jeder von uns vorstellen kann. Von vielen Spannungszuständen gelangt oft nur die Spitze des Eisbergs an die bewusst wahrnehmbare Oberfläche. Hieraus resultieren dann oft konkrete Beschwerden, bei denen aber keine organische Ursache erkennbar ist. Zu diesen Beschwerden gehören nicht selten der „typische" Schulter-Nacken-Spannungskopfschmerz, aber auch allgemein eine erhöhte Muskelspannung. Letztere ist eine regelrechte Zivilisationskrankheit, weil sie in den seltensten Fällen durch wirkliche, körperliche Muskelarbeit entsteht. Solche Spannungszustände betreffen übrigens auch die „unbewusste" Muskulatur – wie das Herz, den Darm oder den Magen –, was gelegentlich zu Beschwerden in diesen Körperregionen führt.

Mit einem entsprechenden „Ausdauertraining", das Körper und Seele koordiniert und konditioniert, kann man diesen Stresssymptomen aktiv entgegenwirken. Wer lernt, seine Muskeln effektiv zu entspannen, baut Stress ab, spart Energie und fördert seine Gesundheit.

Wege zur Entspannung

Wie ein guter Motor neben Kraftstoff, Öl und Luft auch Ruhe benötigt und einmal abgeschaltet oder gewartet werden muss, so brauchen auch wir unsere tägliche Pflege und Entspannung. Doch was verstehen wir im Allgemeinen unter Entspannung? Üblicherweise gehören dazu:

- **Ein angenehmes Gefühl der inneren Ruhe**
- **Eine gleichmäßige Atmung**
- **Ein normaler Blutdruck und Puls**
- **Eine niedrige Muskelspannung**
- **Ausgegliche Gedanken**

Jeden einzelnen dieser Faktoren können wir unterstützend beeinflussen; die Summe dieser Faktoren ist dann Bestandteil des individuellen Gefühls von Entspannung. Helfen können uns dabei viele scheinbar unspektakuläre Einzelheiten:

- **Eine vertraute Umgebung**
- **Die richtige Musik**
- **Bequeme Kleidung**
- **Ein entspannendes Bad**
- **Ein beruhigender Duft**
- **Eine angenehme Temperatur oder**
- **Einfach eine schöne Tasse Tee**

Das Wichtigste dabei sind allerdings die Gedanken, die wir bekanntlich immer mit uns herumtragen, wo immer wir auch sind.

Es ist also unsere Aufgabe, unseren Gedanken und unserem Nervensystem über wirksame Entspannungsverfahren ein gewisses Maß an Ruhe „anzutrainieren". Bei regelmäßigem Training ist eine aktive Entspannung von Muskulatur und Nervensystem später auch in stressigen Situationen möglich. Ein bestimmter Rückkopplungsmechanismus von Nervenimpuls und Muskelspindeln sorgt dafür, dass stresstragende Gedanken die Muskelspannung erhöhen können. Umgekehrt gilt: unsere Gedanken lassen sich durch eine niedrigere Muskelspannung beruhigen. Eine auf diese Weise ausgeglichen Psyche kann wiederum das gesamte Nervensystem positiv beeinflussen und sogar Schmerzen lindern.

Angst und Anspanung lassen sich wegtrainieren

Die körperlichen und seelischen Veränderungen, die sich durch das Entspannungstraining hervorrufen lassen, werden individuell sehr unterschiedlich dargestellt. Vielfach berichten Menschen mit ausreichender Übungspraxis über einen vertieft empfundenen Ruhezustand, der bei längerem Training häufig in eine zunehmende Gelassenheit übergeht. Diese Entwicklung wird von den meisten Menschen, die mit der Progressiven Muskelrelaxation entspannen, als angenehm beschrieben.

Neben der Progressiven Muskelrelaxation gibt es eine Vielzahl von Entspannungstechniken. Es liegt an jedem Einzelnen, das geeignete Verfahren für sich herauszusuchen. Zu nennen wären in diesem Zusammenhang fernöstliche Verfahren wie Tai Chi, Reiki, Qi Gong, aber natürlich auch Yoga, Pilates oder das Autogene Training. Weitere Methoden erstrecken sich auf den Formenkreis der Hypnose, das Biofeedback oder die Meditation.

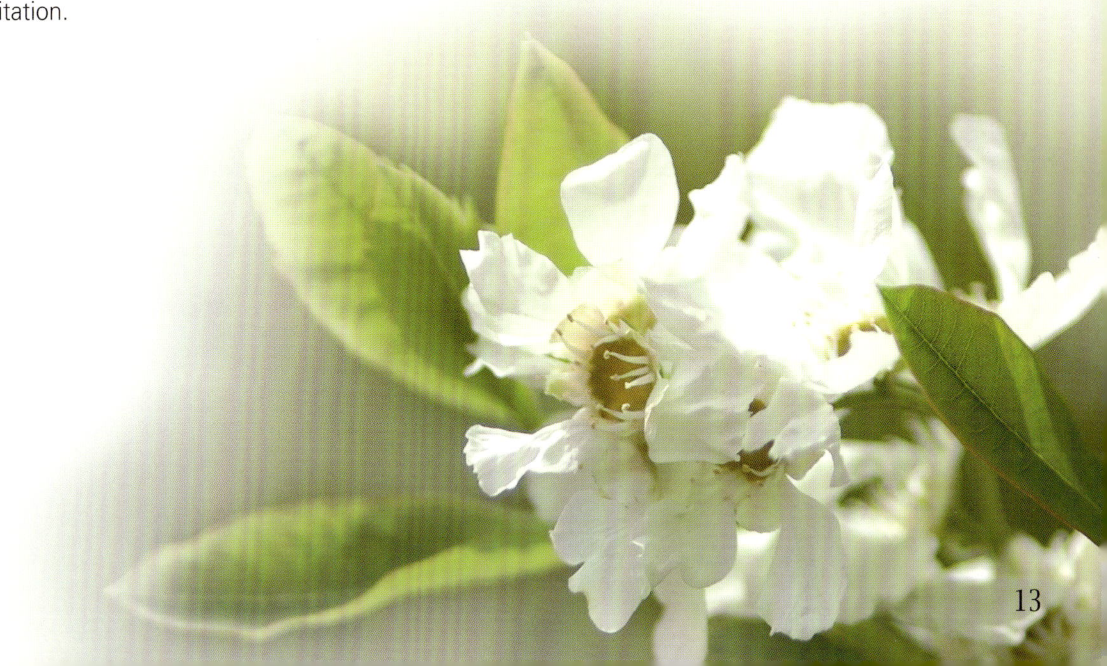

2. Progressive Muskelrelaxation: Wirkungsvoll entspannen...

PMR: Was heißt das? Was ist das?

Hintergrund:

Professor Edmund Jacobson (1885-1976) war Arzt, Wissenschaftler und Visionär. Er begründete zu Beginn des 20. Jahrhunderts die „Progressive Muskelrelaxation" (PMR), auch „Progressive Muskelentspannung" (PME) genannt. Schon früh erkannte er, dass seelische und muskuläre Anspannung offenbar einer bestimmten Wechselbeziehung unterliegen. Der Ansatz der PMR beruht auf der Erkenntnis, dass psychische Anspannung zu einer höheren Muskelspannung führt und umgekehrt eine gelöste Muskulatur aber auch ein höheres Maß an Entspannung und innerer Ruhe nach sich zieht. Offenbar beeinflusst die Psyche den Körper, gleichzeitig verändert auch der Körper den Geist und die Seele.

Diese Beobachtung brachte Jacobson zu der Annahme, dass die Abfolge von kurzzeitiger Anspannung und abrupter Entspannung einer Muskelgruppe zu vertiefter Entspannung führt. Wenn schon Platons Theorie richtig war, dass nichts ohne sein Gegenteil existiert, so muss für die Entspannung gelten, dass sie nur im Zusammenhang mit einer gewissen Anspannung möglich ist.

„Relaxation" steht für Entspannung, „progressiv" bedeutet, dass sich der Entspannungsvorgang nach und nach, also Schritt für Schritt vollzieht. Das Verfahren hilft mittlerweile vielen Menschen, denen die innere Ruhe fehlt, die also zu ungeduldig sind oder einfach nicht abschalten können. Verschiedene Untersuchungen belegen, dass Personen, bei denen andere Entspannungsverfahren oder gar Medikamente nicht weitergeholfen haben, mit der PMR dennoch zum Ziel gelangen konnten.

Entspannung durch Anspannung – paradox?

Es klingt wirklich widersprüchlich: Entspannung wird durch vorangegangene Anspannung erreicht. Und doch wird dieses Phänomen plausibel durch die Vorstellung eines Gummibandes. Wendet man Kraft auf, um ein Gummiband zu spannen, so entsteht automatisch eine Gegenkraft, die der Spannung entgegenwirkt. Dieses Wechselspiel von Anspannung und Entspannung nutzt die PMR aus: Durch die aktive Steuerung der Muskelspannung wird Entspannung „trainierbar". Davon profitiert das Muskelsystem, aber auch der Geist sowie die Psyche und später sogar das Unterbewusstsein.

PMR: Die Methode

„Entspannt sein" heißt nicht „ohne Spannung sein", sondern das Zuviel an Spannung wahrzunehmen und abzubauen.

Prof. Jacobson beobachtete, dass seine Patienten bei Stress, Belastung oder Angst unbewusst ihre Muskeln anspannten. Dieser Spannungszustand führt auf Dauer zu Beschwerden. Jacobson „rollt" über sein System der Progressiven Muskelrelaxation diese Kette praktisch „im Rückwärtsgang" auf. Mit seiner Methode versuchte er, durch bewusstes Entspannen Stress abzubauen und so schmerzhafte Verspannungen oder Schmerzzustände zu verhindern. Wenn Muskelspannung psychischen Stress erzeugen kann, dann sollte aus einer aktiven Entspannung der Muskeln auch eine psychische Entlastung resultieren. Das Grundprinzip dieses Verfahrens besteht daher darin, Muskeln erst für fünf bis zehn Sekunden anzuspannen und anschließend dieselben Muskeln für mehrere Sekunden bewusst zu entspannen. Dabei sollte man stets die volle Konzentration auf diejenigen Muskeln richten, mit denen gerade gearbeitet wird.

Die PMR ist neben dem Autogenen Training die bekannteste und erfolgreichste Entspannungsmethode, jedoch leichter und schneller zu erlernen. Nachweislich trägt die PMR im erheblichen Maße zur allgemeinen Entspannung und Erholung von Körper, Geist und Seele bei. Bei der Angst- und Stressbewältigung, der Schlafförderung, beim Schmerzabbau, bei der Prophylaxe, der Begleittherapie und sogar bei der gezielten Behandlung verschiedener psychischer oder organischer Beschwerden hat sie sich als ein wirklich geeignetes Mittel ohne unerwünschte Nebenwirkungen erwiesen.

Insgesamt wurden zur Progressiven Muskelrelaxation um die 3000 wissenschaftliche Untersuchungen durchgeführt. Allein Edmund Jacobson veröffentlichte bis zu seinem Tode rund 60 wissenschaftliche Arbeiten und gab mehrere Bücher zu diesem Thema heraus. Einige Untersuchungen belegten bereits nach zwei Wochen PMR-Training positive Effekte für die Probanden.

„Entspannung ist das Aussetzen von Muskelkontraktionen." (Jacobson)

PMR: Positive Wirkung

Der Alltag in der modernen Gesellschaft ist heute von Hektik und Terminlast bestimmt. Dabei geht die Balance zwischen Anspannung und Entspannung leicht einmal verloren. Bemerkbar macht sich das zunächst einmal mit unspezifischen Symptomen, wie zum Beispiel Kopfschmerzen, Schmerzen des Bewegungsapparates oder Schlafstörungen. Später kommen häufig auch konkretere Beschwerden wie etwa Magenschmerzen, Herzrasen oder Nervenleiden dazu. Somit werden Ruhe und Entspannung ein immer wichtiger werdendes Thema in der heutigen Gesellschaft, die immer schneller funktioniert.
Viele Menschen suchen verzweifelt Entspannung, da sie sich der täglichen Belastung nicht gewachsen fühlen. Eine Möglichkeit, diese gewünschte Entspannung zu erhalten, ist die Progressive Muskelentspannung nach Edmund Jacobson. Das Erlernen dieser Entspannungsmethode offenbart einen Weg zur aktiven Stressregulation. Diese Art der physischen Entspannung erfordert ein bestimmtes Maß an Training, ist aber leicht zu erlernen. Mit der PMR lassen sich mehrere positive Wirkungen zugleich erzielen:

- **Vertiefung und Harmonisierung der Atmung**
- **Senkung der Herzfrequenz**
- **Normalisierung des Blutdrucks**
- **Entspannung der Muskulatur und des Bewegungsapparates**
- **Aktivierung der Gelenke und Bänder sowie der Muskelpumpen**
- **Verbesserung der allgemeinen Durchblutung**
- **Erhöhung des Hautwiderstandes**
- **Beruhigung des zentralen und vegetativen Nervensystems**
- **Konsolidierung der psychischen Situation**
- **Abmilderung von depressiven oder angstgeprägten Verstimmungen**
- **Beseitigung von Schlafstörungen**

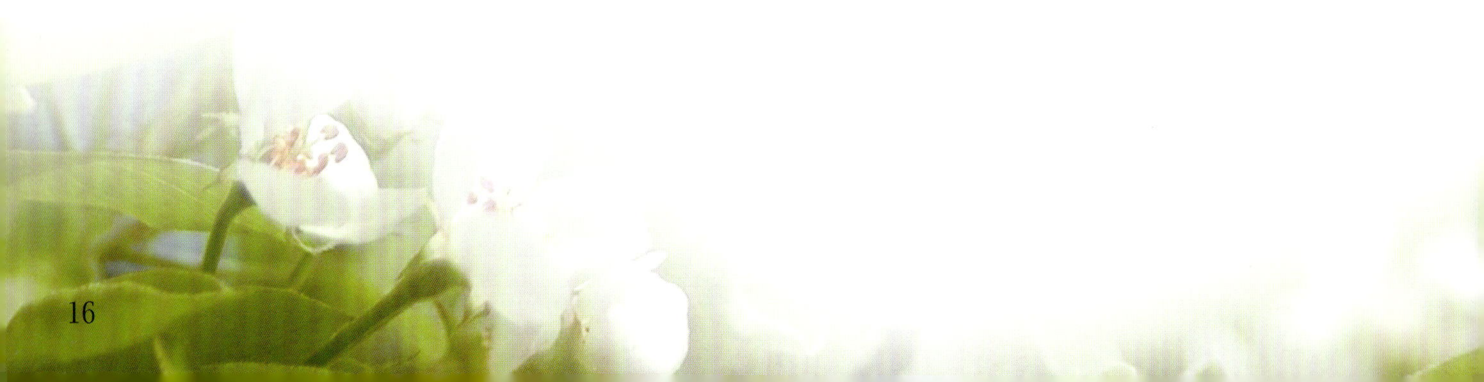

Indikation: Wann kann die PMR helfen?

Der Einsatz der PMR ist vielfältig möglich. Sie hilft bei sog. „spezifischen", aber auch bei weniger spezifischen Symptomen. Hervorzuheben wären folgende Beschwerden, bei denen der Therapieansatz mittels PMR in jedem Fall lohnenswert ist:

- **Schlafstörungen**
- **Kopfschmerzen / Migräne**
- **Allgemeine Schwächezustände und Erschöpfung**
- **Konzentrations- und Gedächtnisschwäche**
- **Nervosität und Unruhe**
- **Angststörungen**
- **Schwindel**
- **Depressive Verstimmung**
- **Rücken- und Wirbelsäulenbeschwerden**
- **Asthma**
- **Funktionelle Störungen (Beschwerden mit teilweise erheblichen Beeinträchtigungen, bei denen jedoch kein körperlicher Befund zu erheben ist)**

Das Verfahren hilft, den Teufelskreis aus Schmerzen, Anspannung und schlechtem Befinden zu durchbrechen. Die Anwendung der PMR ist heute auch eingebunden als Behandlungsbaustein in komplexen Verhaltenstherapien. Sie ist besonders hilfreich bei Störungen, die ihre Ursache in einer übermäßigen Belastungsreaktion finden (z.B. Burn-out-Syndrom, Angststörungen) sowie generell bei den Somatisierungsstörungen (also bei körperlichen Beschwerden psychischen Ursprungs).

Die PMR kommt auch zum Einsatz in der Geburtsvorbereitung und in der Zahnheilkunde. Präventiv, also im ganzen Bereich der Vorsorge, und im Rahmen der Nachsorge sowie der Rehabilitation füllt die PMR eine wichtige therapeutische Lücke auf, z.B. durch Linderung von sekundären Beschwerden (Folgekrankheiten) oder auch bei der Krankheitsverarbeitung.

Kontraindikation: Wann sollte die PMR nicht eingesetzt werden?

Es gibt bestimmte, ernsthafte Erkrankungen, bei denen Sie in jedem Fall auf das Training mit der PMR verzichten sollten. Dazu gehören akute psychotische Störungen mit Eigen- oder Fremdgefährdung, Zwangssyndrome, aber auch wiederkehrende Suizidgedanken und die sog. „Borderline-Persönlichkeitsstörungen" mit mangelnder Impulskontrolle.

Ebenfalls nicht geeignet ist die PMR bei einer schweren Suchtmittelabhängigkeit, bei Essstörungen wie etwa der Magersucht (Anorexia nervosa) oder aber bei einem Hang zur hypochondrischen Selbstkontrolle.

Wenn Sie sich unsicher sind, ob Sie von den aufgeführten Problemen betroffen sind, sollten Sie in jedem Fall einen Arzt Ihres Vertrauens befragen.

Gelegentlich auftretende Probleme

In diesem Abschnitt finden Sie mögliche Probleme, die bei den ersten Einheiten Ihres Entspannungstrainings auftreten könnten. In der Regel geben sich diese Anfangsschwierigkeiten aber schnell, wenn Sie regelmäßig üben. Dazu einige Tipps:

Blenden Sie Störfaktoren aus:
Manchmal können hartnäckige Gedanken die Konzentration auf die Übung stören. Versuchen Sie nicht, diese Gedanken verbissen zu vertreiben. Das würde nur neue Anspannung erzeugen. Es gelingt Ihnen besser, emotionalen Abstand von störenden Gedanken zu gewinnen, wenn Sie zu sich sagen: „Umgebung ganz unwichtig. Geräusche sind gleichgültig."

Die Progressive Muskelrelaxation ist im Grunde ein sehr einfaches Verfahren. Sie hilft Ihnen, sich für den Alltag zu rüsten und Ihre inneren Abwehrkräfte zu stärken.

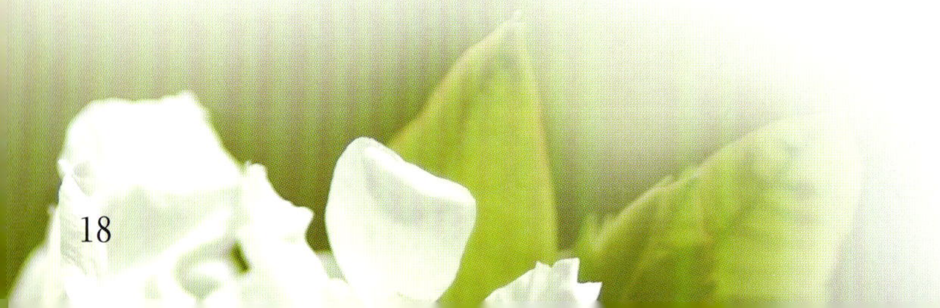

Aller Anfang ist schwer…

Anfangs gelingt es Ihnen vielleicht nicht, die gewünschte Entspannung zu erreichen. Lassen Sie sich davon nicht entmutigen. Schließlich lernen Sie ja gerade erst. Registrieren Sie jeden Fortschritt sehr genau. Später werden Sie merken, dass das Entspannungstraining zu Ihrer zweiten Natur wird.

Die Entspannung empfinden Sie als unangenehm…

Alles Neue ist auch ungewohnt. Es kann möglicherweise passieren, dass Sie sich im entspannten Zustand noch nicht besonders wohl fühlen - die Entspannung ist schließlich etwas Neues für Sie. Vielleicht ist die Ruhe auch Anlass für schlechte Gedanken, die Sie bisher nicht kannten. Verschieben Sie die Beschäftigung mit diesen Gedanken und Überlegungen auf später oder vergessen Sie sie einfach. Während der Übung können Sie sich aus der Klemme helfen mit der Formel: „ Gedanken ganz gleichgültig".

Eine weitere Möglichkeit ist auch, sich zunächst an schöne Momente, Gefühle oder Eindrücke in Ihrem Leben zu erinnern. Vergegenwärtigen Sie sich diese Situationen dann genau: Nehmen Sie wahr, was Sie dort sehen, hören, riechen oder schmecken, was Sie empfinden und fühlen konnten. Unter Umständen nehmen Sie in der Entspannungssituation bestimmte Körpersignale besser wahr als sonst oder es entstehen in der Ruhesituation sogar ungeahnte Körperempfindungen. Vielleicht können Sie sogar Ihren Herzschlag besser spüren als sonst oder sie bemerken eine andere Art körperlicher Erregung. Solche Empfindungen sind ganz normal. Sie sollten sich davon keinesfalls beunruhigen lassen. Nutzen Sie lieber die Situation, sich und Ihre Erlebnismöglichkeiten genauer kennen und vor allem schätzen zu lernen.

Bei der Anspannung treten Krämpfe auf:

Krämpfe sind starke Muskelkontraktionen, die die Muskulatur in diesen Momenten „außer Gefecht" setzen. Bevorzugt kann es zu Krämpfen in den Unterschenkeln, Waden oder in den Füßen kommen. Das ist ein Zeichen dafür, dass Sie diese Muskelpartien zu stark oder zu lange angespannt haben. Spannen Sie das nächste Mal kürzer und weniger stark an. Falls ein Krampf auftritt, unterbrechen Sie einfach diesen Übungsteil und setzen das Entspannungstraining wie gewohnt mit der nächsten Übung fort. Schütteln Sie die Muskeln vorher ruhig ein wenig aus oder massieren Sie den betreffenden Bereich leicht mit den Händen. Sollten sich häufiger Krämpfe einstellen, sollten Sie für diese Muskelgruppe eventuell eine andere Form der An- und Entspannung wählen.

ACHTUNG!
Überfordern Sie sich nicht. Weniger ist manchmal mehr.
In jedem Fall sollten Sie das Entspannungstraining genießen.

Ergänzende Methoden und Kombinationsmöglichkeiten

Erkenne Dich selbst...

Es ist durchaus nicht ungewöhnlich, das Entspannungstraining durch die Progressive Muskelrelaxation (PMR) mit anderen Verfahren zu ergänzen oder zu kombinieren. Zur Vorbereitung oder im Nachgang der Übungen empfehlen sich u.a. die Grundübungen des Hatha-Yoga oder das Autogene Training (AT).

Entspannung besteht aus drei Teilen: Körperliche, geistige und seelische Entspannung

Hatha-Yoga:

Das Wort „Yoga" bedeutet „vereinigen". Wahrhaftige Entspannung muss die Trennung zwischen Geist und Körper überwinden und die einzelnen Elemente miteinander vereinigen. So werden die Prinzipien von Raum, Zeit, Ursache und Wirkung bedeutungslos.

Fünf Prinzipien werden beim Yoga trainiert:

- **Richtige Entspannung: Sie erwachen wie nach einem guten Schlaf**
- **Richtige Übungen: Sie trainieren Muskeln, Gelenke und Bänder und regen Ihren Kreislauf an**
- **Richtige Atmung: Sie regulieren den Fluss Ihrer Lebenskraft**
- **Richtige Ernährung: Mit ausgewogenen Lebensmitteln stärken Sie Ihre Abwehrkräfte**
- **Positives Denken und Meditation: Sie kontrollieren Ihre Gedanken und besänftigen den Geist**

Folgenden Yoga-Übungen unterstützen Sie bei Ihrem Entspannungstraining:
Der Schulterstand, die Brücke, der Pflug, der Fisch, der Kopfstand, das Sonnengebet.

Autogenes Training (AT):

Auch das Autogene Training ist eine wirksame Methode zur Selbsthilfe. Neben der PMR wird auch das AT häufig in Kursen von Volkshochschulen, Krankenkassen oder Therapiezentren angeboten. Beim AT gibt es bestimmte Übungsformeln, auch Formelverse genannt, die dem Trainierenden den gewünschten Zustand oder die angestrebte Situation innerlich vergegenwärtigen.

Folgende Grundübungen des AT können Ihr Entspannungstraining sinnvoll ergänzen:

Ruheübung:	**„Ich bin ganz ruhig und gelassen"**
Schwereübung:	**„Mein Arm / Bein ist ganz schwer"**
Atemübung:	**„Atmung ruhig und gleichmäßig"**
Wärmeübung:	**„Meine Arme / Beine sind ganz warm"**
Herzübung:	**„Das Herz schlägt ruhig und gleichmäßig. Kreislauf ganz stabil"**
Sonnengeflechtübung:	**„Sonnengeflecht strömt ganz warm"**
Stirnkühleübung:	**„Stirn angenehm kühl"**

Sie können auch mit Ihren eigenen Formelversen mögliche individuelle Probleme angehen. Dadurch kann es Ihnen langfristig gelingen, Veränderungen des eigenen Verhaltens oder eine neue Einstellung zu bestimmten Dingen zu erreichen.

- Beispiel 1: Sie befinden sich im Alkoholentzug:
  Formelvers: „Alkohol ganz gleichgültig."
- Beispiel 2: Sie leiden unter mangelndem Selbstwertgefühl:
  Formelvers: „Ich bin stark. Ich schaffe es."
- Beispiel 3: Sie fühlen sich häufig traurig und niedergeschlagen:
  Formelvers: „Ich spüre Freude und Tatendrang."

ACHTUNG!
Bei den Übungen sollten Sie darauf achten, niemals Wunschvorstellungen in die Zukunft zu richten, so wie etwa: „ich werde ruhig und gelassen" oder „ich möchte Sport treiben". Formulieren Sie Ihre Vorsätze immer in der Gegenwart („ich bin ruhig und gelassen" oder „ Sport macht mir Freude"), weil das Gehirn die Autosuggestion nur als Momentanzustand, nicht aber als Wunsch in der Zukunft aufnehmen kann.

3. Vorbereitung der Übungen
So stimmen Sie sich ein

Warum ist Entspannung wichtig?

Muskeln lernen langsamer als das Gehirn. Dass Muskeln allerdings sehr genau „wissen", wann sie übermäßig in Anspruch genommen wurden, kennen Sie alle von einem anständigen Muskelkater. Muskeln verspannen sich regelmäßig bei körperlicher und bei seelischer „Überarbeitung". Besteht die Überbelastung der Muskulatur für längere Zeit, meldet sich das „Muskelgedächtnis" und Sie bekommen vereinzelte oder größere Beschwerden.

Daher sollten Sie dem Entspannungstraining einen angemessenen Platz in Ihrem Leben einräumen. Es wird sich für Sie lohnen: Je besser und regelmäßiger Sie entspannen können, desto leichter können Sie Ihren Stress bewältigen. Diese Steigerung der Lebensqualität möchten Sie dann nicht mehr missen.

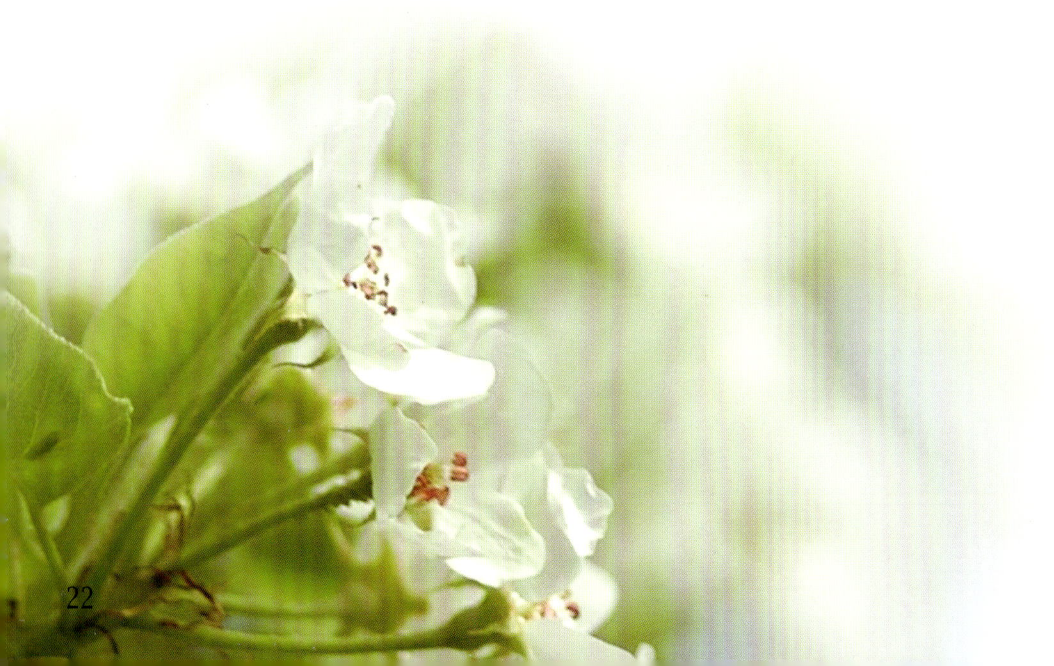

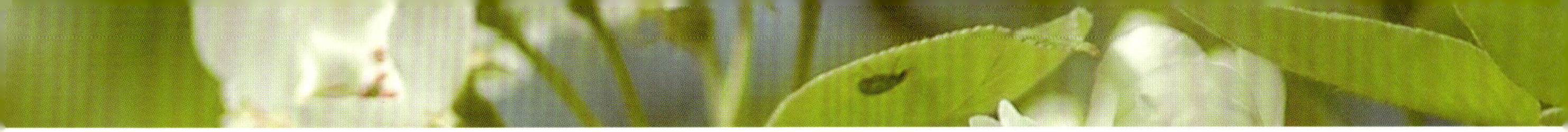

Was brauche ich zum Üben? Wie übe ich richtig?

Die folgenden Tipps verschaffen Ihnen gute Vorraussetzungen für ein erfolgreiches Entspannungstraining:

- Ziehen Sie sich zurück, machen Sie Ihrem Umfeld klar, dass sie für eine Zeit nicht gestört werden möchten.
- Suchen Sie sich einen ruhigen Raum. Schließen Sie die Fenster und dunkeln Sie den Raum ggf. etwas ab.
- Sorgen Sie für eine angenehm warme Temperatur.
- Legen Sie unbequeme Kleidungsstücke einfach ab.
- Nehmen Sie sich einen bequemen Stuhl (möglichst ohne Armlehnen) oder eine angenehme Unterlage zum Hinlegen.
- Bei Rückenproblemen eignet sich eine Knierolle.
- Akzeptieren Sie sich so, wie Sie sind. Sie dürfen ganz Sie selbst sein!
- Lassen Sie Ihre Probleme und Gedanken hinter sich. Sorgen Sie sich nicht darum, ob sie die Entspannungsübung richtig oder falsch machen.
- Vermeiden Sie das Üben unter dem Eindruck starker Hunger- oder Sättigungsgefühle.
- Üben Sie sich in Geduld. Am Anfang gelingt die Entspannung zumeist nur in Teilen. Der Erfolg wird sich mit der Zeit von selbst einstellen.
- Setzen Sie sich nicht selbst unter Erfolgsdruck. Schließen Sie beim Entspannungstraining die Augen. Atmen Sie ruhig und natürlich.
- Beachten Sie beim Entspannungstraining immer besonders diejenigen Muskeln, die Sie zuvor gerade leicht angespannt haben. Spüren Sie stets einige Sekunden nach.
- Beenden Sie das Entspannungstraining mit der Zurücknahme, es sei denn, Sie wollen wirklich einschlafen.

Wann und in welcher Situation sollte ich üben?

Grundsätzlich können Sie so oft und so lange üben, wie es für Sie angenehm ist. Günstig ist es, wenn Sie für das Entspannungstraining mit der PMR einen festen Tageszeitpunkt wählen. Besonders geeignet sind dabei die Mittagspausen, abends nach der Arbeit oder – für „Morgenmenschen" – eine feste Zeit in der Früh vor der Arbeit.

In jedem Fall sollten Sie regelmäßig trainieren. Dieser Hinweis kann – auch in diesem Buch – nicht oft genug wiederholt werden. In besonders belastenden Situationen ist es sinnvoll, regelmäßig eine weitere Übungseinheit einzuschieben.

Sie können sich wirkungsvoll auf Ihr Entspannungstraining vorbereiten, indem Sie Ihren Wunsch, sich zu entspannen, vorher deutlich formulieren. Stellen Sie sich aktiv vor, dass Sie schon jetzt ruhig und gelassen *sind*.

Übungshaltung

Zum Entspannungstraining eignet sich vor allem eine natürliche Übehaltung. Achten Sie darauf, dass Ihre Körperhaltung möglichst frei und unbeengt ist.

Sie sitzen oder liegen locker und entspannt auf einer Unterlage. Die Augen sind locker geschlossen, der Unterkiefer fällt ganz leicht herunter, so dass sich der Mund fast ein wenig öffnet.

Üben im Sitzen

Für die Sitzhaltung nehmen Sie sich einen bequemen Stuhl mit Rückenlehne, möglichst aber ohne Armstützen.

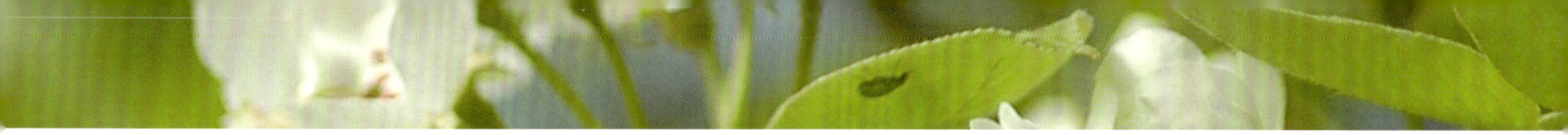

Wenn Sie eine angenehme Sitzhaltung gefunden haben, dann stellen Sie die Füße hüftbreit auseinander, die Arme ruhen gelassen auf den Oberschenkeln, die Finger liegen locker und leicht gekrümmt auf. So können Sie jederzeit und an jedem Ort üben, ob im Büro, in der Straßenbahn oder am Flughafen. Ganz so, wie es Ihnen gerade angenehm ist.

Üben im Liegen

Wenn Sie lieber im Liegen üben wollen, dann legen Sie sich am besten bequem auf den Rücken. Sie können Ihren Kopf jederzeit mit einem Kissen unterstützen. Falls Sie ein starkes Hohlkreuz haben, dann sollten Sie auch die Knie mit einer kleinen Rolle stützen, so dass der Rücken bequem aufliegen kann. Die Arme liegen gelöst neben dem Körper, die Handflächen zeigen nach unten und die Füße fallen leicht nach außen; ganz locker, gelöst und entspannt.

Atmung

Die Atmung spielt beim Entspannungstraining eine wichtige Rolle. Versuchen Sie am Anfang immer, tief und gleichmäßig ein- und auszuatmen. Atmen Sie möglichst durch die Nase.

Verstärken Sie später ein wenig die Ausatmung. Dies verstärkt den Entspannungseffekt zusätzlich.

Zurücknahme

Beenden Sie das Entspannungstraining stets mit der Zurücknahme. Die Zurücknahme hilft Ihnen, den Körper wieder von der Tiefenentspannung auf „Normalbetrieb" umzuschalten.

Durch die Rücknahme stellen sich auch Ihre vegetativen Körperfunktionen, wie z.B. Atmung oder Kreislauf, wieder auf den normalen Betrieb ein.

Aussicht und Prognose

Wie gut hilft das Entspannungstraining?

Die Progressive Muskelrelaxation (PMR), aber auch das Autogene Training (AT) sind mittlerweile gut untersuchte Entspannungsverfahren und werden auch im Rahmen von Therapieplänen in der Psychiatrie und Psychotherapie eingesetzt. Diese beiden Methoden grenzen sich durch ihre wissenschaftliche Orientierung insbesondere von der aus religiösen Lehren stammenden Meditation ab. Kontrollierte Studien belegen für beide Verfahren gute Wirksamkeit bei einer Vielzahl von Beschwerden oder bei handfesten psychosomatischen Störungen.

Wichtige „Einsatzgebiete" der PMR sind: allgemeine Schmerzzustände, Stress, Bluthochdruck sowie Angst- und Schlafstörungen. Darüber hinaus ergeben sich in verschiedenen Therapieprogrammen Hinweise auf weitere positive Effekte, vor allem im Zusammenhang mit der vegetativen Selbstregulation und dem Selbstwertgefühl. Die PMR erfüllt die Forderungen, die an eine moderne, wissenschaftlich begründete, ganzheitliche Therapie zu stellen sind, und hat daher zu Recht ihren festen Stellenwert in der Versorgung.

Prognose

Der nachhaltige therapeutische Effekt hängt entscheidend von der regelmäßigen Anwendung im Alltag ab. Jüngere Patienten reagieren in der Regel schneller mit Veränderungen. Allerdings ist die PMR für alle Altersgruppen hervorragend geeignet. Neben den positiven physischen Auswirkungen verursacht die PMR auch psychologische Effekte, z. B. die positive Erwartung, mit Hilfe derer Ängste und Anspannung verringert werden können. Diese vorteilhaften Eigenschaften spielen zusätzlich zu den erwünschten Wirkungen auf den Bewegungsapparat eine wichtige Rolle.

Übrigens ist die PMR auch für Kinder bestens geeignet. Durch die aktive Mitarbeit kommen unruhige und zappelige Kinder mit der Progressiven Muskelentspannung meistens besser zurecht als etwa mit dem Autogenem Training. Mit Nichten müssen die sog. „hyperkinetischen Syndrome" immer gleich mit Medikamenten behandelt werden. Für Kinder im Alter von 7-11 Jahren hat Dr. med. Stephan Frucht ein Hörspiel entwickelt, um die PMR auch für Kinder spielerisch und leicht verständlich zu machen.

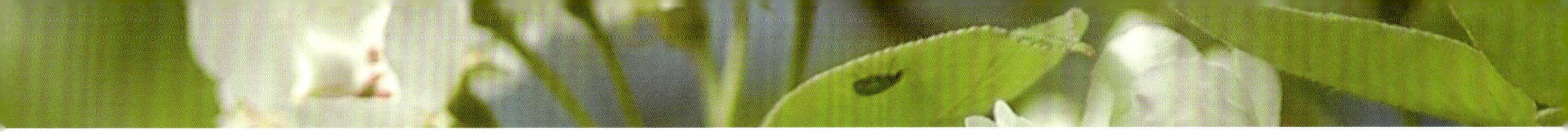

Entspannung mit Buch und CD

Neben Informationen, die dieses Buch liefern kann, gibt es weitere Möglichkeiten, die PMR zu erlernen. Viele Menschen erlernen ein Entspannungsverfahren per CD, andere in der Gruppe. Am Anfang empfiehlt es sich in jedem Fall, einen Kurs zu besuchen, der Sie mit der PMR professionell vertraut macht. Auch zu diesem Buch gibt es von von diesem Autor eine CD, die Ihnen beim Erlernen der PMR hilfreich sein kann.

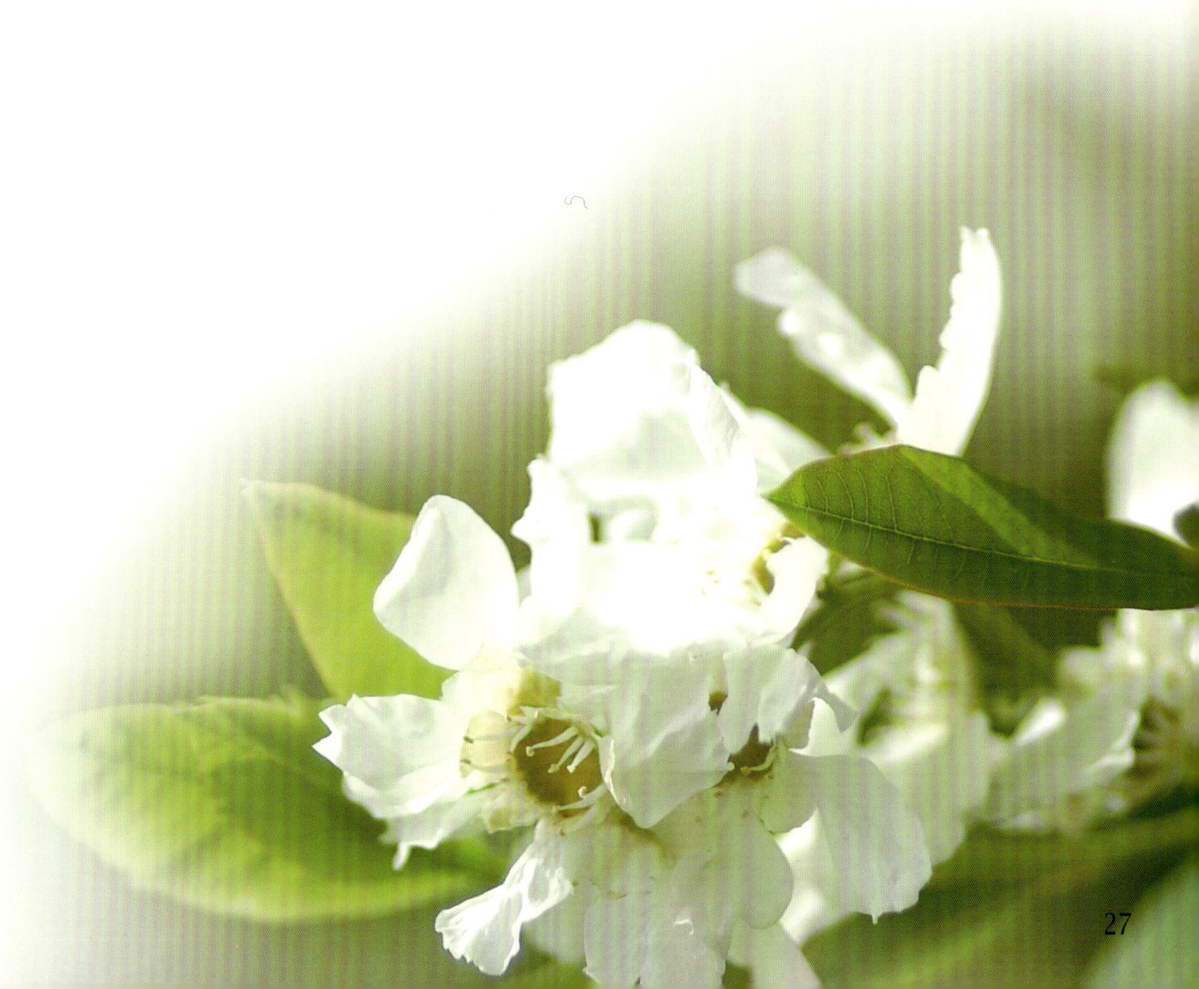

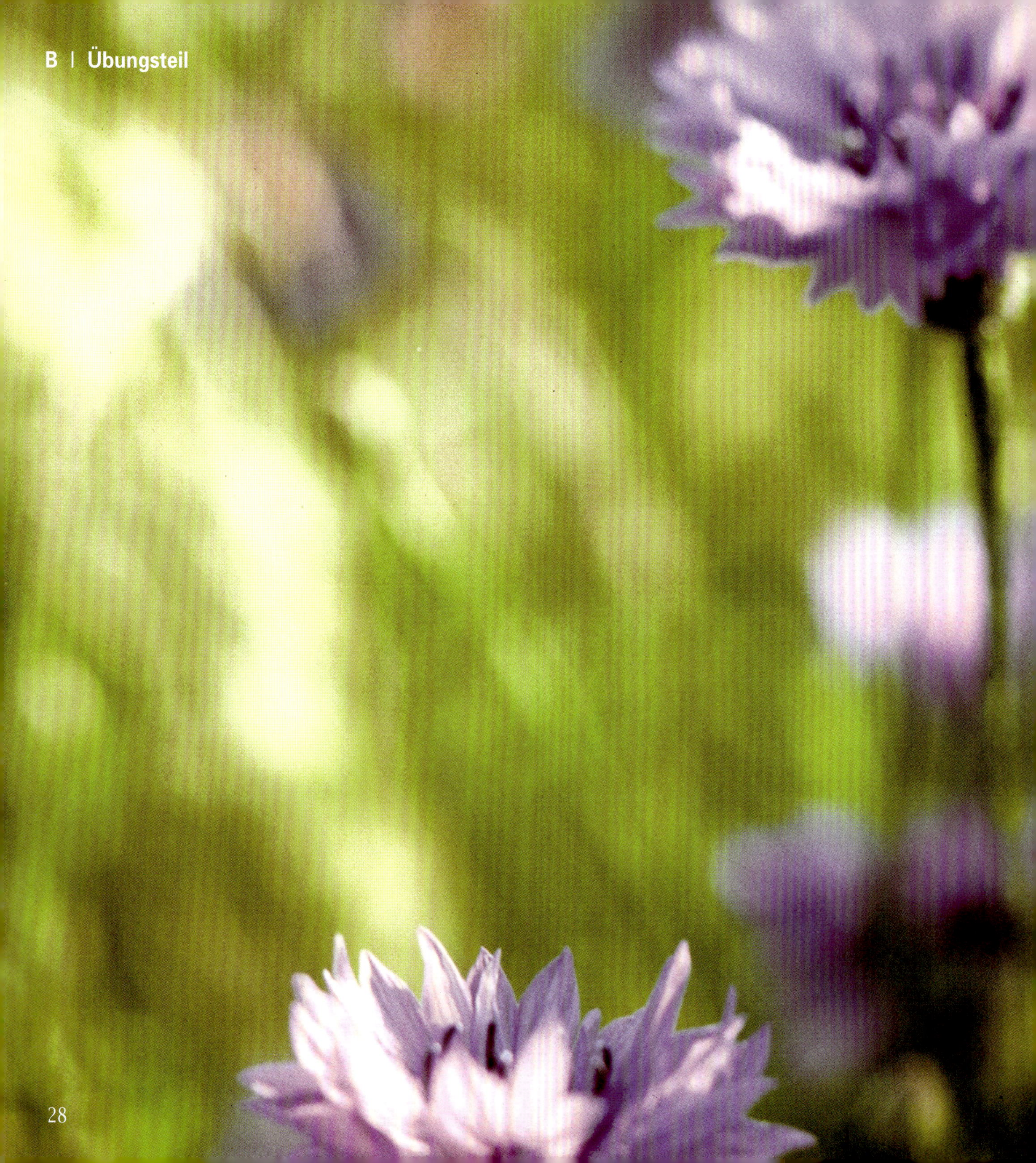

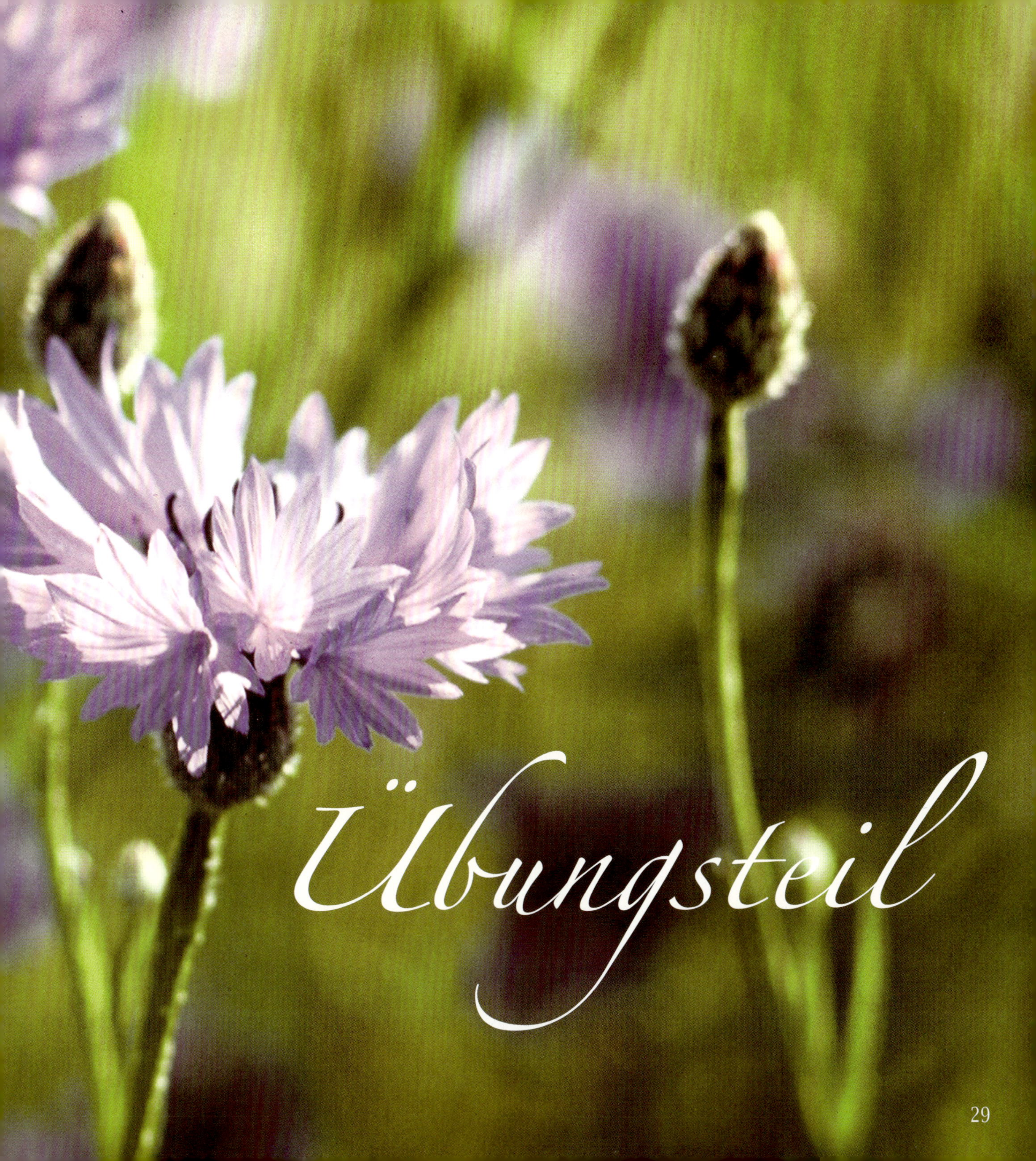

Übungsteil

CD Track 3

Übungsteil Grundprogramm

Vorbereitung: Lockern, Lösen, Loslassen...

Aller Anfang ist schwer...

Wir alle kennen das: Was wir uns besonders wünschen, ist oft auch besonders schwer zu erreichen. Umgekehrt gilt allerdings: Wenn wir etwas gerade nicht wollen, so ist auch das oft besonders schwierig. So kommt es, dass der Ungeübte Probleme bekommt, wenn er gar nichts machen, gar nichts denken und gar nichts wollen soll. So eine innere „Leere" ist in der Tat ein Luxus, der einige Übung erfordert. Nur wer dieses innere Vakuum der völligen geistigen und körperlichen Ruhe gelegentlich herstellen kann, wird später in der Lage sein, den eigenen Körper auch wieder auf „volle 500 PS" hoch zu schalten. Das Entspannungstraining hilft Ihnen dabei, zunächst einmal in sich zu kehren, abzuschalten, um dann wieder die ganze Energie mobilisieren zu können.

Zunächst sollten Sie immer mit der Langform der Progressiven Muskelrelaxation (PMR) beginnen. Sie erfolgt in 17 Einzelschritten und dauert bei sachgerechter Anwendung rund 30 Minuten. Die Langform der PMR gibt Ihnen anfangs die nötige Sicherheit, weil Sie sich zunächst nur auf kleinere Körperareale bzw. einzelne Muskelgruppen konzentrieren müssen. Wenn Sie sich mit der Langform der Progressiven Muskelrelaxation schon sicher fühlen, dann können Sie auch mit der Kurzform erfolgreich entspannen. Hierbei werden verschiedene Muskelgruppen zusammengefasst.

ACHTUNG!
Folgende Grundsätze sollten Sie bei den Übungen beachten:

- **Angenehme Übungsgrundlage im Sitzen oder Liegen**
- **Adäquate Raumtemparatur**
- **Bequeme Kleidung**
- **Ruhige Umgebung/angenehme Lichtverhältnisse**

Sie sollten ferner versuchen, – wenn möglich – vorwiegend durch die Nase zu atmen. Die Augen können Sie locker schließen. Schließen Sie auch die Fenster und schalten Sie das Mobiltelefon aus. Legen Sie unbequeme Kleidungsstücke ab und öffnen Sie den Hemdkragen oder die Gürtelschnalle. Die Schuhe können Sie gerne anbehalten, müssen dies aber nicht.

Zur besseren Übersicht zeigt Tabelle 1 die einzelnen Übungsschritte bei der Langform der Progressiven Muskelrelaxation (PMR):

Schritt	Körperbereich	Aktion
I	**Finger / Arme / Hände**	
1	Hand / Unterarm rechts	Rechte Faust ballen, Unterarm anspannen
2	Hand / Unterarm links	Linke Faust ballen, Unterarm anspannen
3	Oberarm rechts	Rechten Arm beugen, Bizeps anspannen
4	Oberarm links	Linken Arm beugen, Bizeps anspannen
II	**Kopf / Gesicht / Hals**	
5	Gesicht, Stirn	Augenbrauen hochziehen, Stirn runzeln
6	Augen	Augen zusammenkneifen
7	Kiefer- / Kaumuskeln	Zähne zusammenbeißen, Kiefermuskeln anspannen
8	Mund / Lippen	Mund spitzen, Lippen anspannen und zur Nase führen
9	Hals / Nacken	Kopf auf die Brust legen, Hals- u. Nackenmuskeln dehnen
III	**Schultern / Rumpf / Rücken / Brust / Bauch**	
10	Schultern	Schultern hochziehen
11	Rückenmuskulatur	Schulterblätter zum leichten Hohlkreuz zusammenziehen
12	Bauchmuskulatur	Bauch einziehen und Bauchdecke anspannen
13	Bauchmuskulatur	Bauch herausstrecken, Flanken anspannen
IV	**Becken / Gesäß / Beine / Füße / Zehen**	
14	Oberschenkel rechts	Re. Oberschenkel anspannen und Gesäß zusammenkneifen
15	Oberschenkel links	Li. Oberschenkel anspannen und Gesäß zusammenkneifen
16	Unterschenkel / Fuß re.	Zehen zum Gesicht ziehen, rechte Wade anspannen
17	Unterschenkel / Fuß li.	Zehen zum Gesicht ziehen, linke Wade anspannen
V	**Endentspannung**	**Vertiefung des Atems, Rekapitulation, Zurücknahme**

Tab. 1: Übersicht über die Übungsteile bei der Langform der Progressiven Muskelrelaxation (17 Schritte)

Was bringt die Übung?

Mit der „Langform“ der PMR werden alle wesentlichen Körperbereiche systematisch angespannt und entspannt:

- Obere Extremität: Finger, Hände, Arme
- Gesicht, Schulter, Nacken, Hals
- Rumpf: Bauch, Rücken, Becken, Gesäß
- Untere Extremität: Oberschenkel, Unterschenkel, Füße, Zehen

Das aktive Loslassen der einzelnen Muskelgruppen wird als angenehm empfunden und dem Gehirn als „psychische Entspannung“ zurückgemeldet. Dadurch erleben Sie einen bewussten, vertieften Ruhezustand.

Stimmen Sie sich ein...

Wenn Sie sich zunächst auf die Übungen einstimmen wollen, empfiehlt es sich, vorher einige Atemübungen durchzuführen (s. auch Kapitel „Atmung“). Ferner sollten Sie sich vor den Übungen einige Minuten mit geschlossenen Augen auf eine neue Atmosphäre vorbereiten.

Langform der PMR:

In 17 Schritten zur

Vorübung:

Setzen Sie sich dazu gerade auf einen Stuhl und stellen die Beine hüftbreit auseinander. Die Arme liegen bequem auf den Oberschenkeln. Stellen Sie sich vor, Sie seien mit der Spitze des Kopfes an einem imaginären, seidenen Faden an der Decke aufgehängt.

Alternative: Sie können diese Vorübung auch im Stehen durchführen. Stellen Sie sich dazu mit dem Rücken flach an eine Wand und richten Sie sich innerlich auf.

Sie richten sich nun noch weiter auf und werden immer weiter und größer. Ihr Rücken ist ganz lang und stabil. Die Schultern hängen bequem nach unten. Sprechen Sie nun dazu folgende Formelverse und wiederholen Sie jeden davon dreimal:

- „Ich bin ganz ruhig und gelassen"
- „Umgebung ganz gleichgültig"
- „Rücken ganz lang und stabil"
- „Atem ruhig und gleichmäßig"

Nehmen Sie dann Ihre bequeme Position im Sitzen oder Liegen ein und achten Sie darauf, dass Ihre Körperhaltung möglichst bequem ist.

Lenken Sie Ihre Gedanken wieder langsam nach innen und spüren Sie das ganze Gewicht Ihres Körpers. Sollten Sie mit Ihren Gedanken einmal abschweifen, so ist das gar kein Problem. Steuern Sie Ihre Aufmerksamkeit dann wieder nach innen und konzentrieren Sie sich auf Ihren Atem. Verlängern Sie die Ausatmung und atmen Sie dreimal tief ein und aus.

Beginnen Sie dann mit der Langform der PMR.

I. Finger/Hände/Arme

1. Rechte Faust ballen

Die Hände sind dauerhafter motorischer und sensorischer Belastung ausgeliefert. Sie sind als erster Tast- und Koordinationspunkt zwischen uns und der äußeren Materie eine äußerst sensible Orientierungsstelle für die Informationsverarbeitung. Daher ist es zu Beginn der Übungen zunächst am einfachsten, sich auf die Hände und deren Spannungszustand zu konzentrieren.

Anspannung:

- Lenken Sie Ihre Konzentration nun auf Ihre rechte Hand. Spüren Sie, wie sie sich anfühlt; spüren Sie das ganze Gewicht Ihrer Hand.
- Schließen Sie die Augen und atmen Sie ruhig durch die Nase. Machen Sie nun eine leichte Faust.
- → Achten Sie auf das ganz leichte Spannungsgefühl im Unterarm, in der Hand und in den Fingern. Atmen Sie dabei ganz ruhig weiter. (Bild A – Hand anspannen)
- Halten Sie die Anspannung in der rechten Hand für etwa 5 bis 10 Sekunden.

Entspannung:

- Mit dem nächsten Ausatmen öffnen Sie die Faust wieder und entspannen die Hand.
- Lassen Sie die Finger ganz locker und spüren Sie das neue Gefühl nach dem Loslassen der leichten Anspannung in Ihrem rechten Unterarm, in der Hand und in den Fingern.
- → Registrieren Sie den Unterschied zwischen der leichten Anspannung vorhin und dem Loslassen der Muskeln jetzt. (Bild B – Hand entspannen)
- Spüren Sie noch einige Sekunden nach. Tun Sie dies in aller Ruhe, damit sich die Handmuskeln noch mehr entspannen können.
- Die rechte Hand ist nun wieder vollkommen entspannt. Ganz locker, gelöst und entspannt.

Anatomie:
Die Hand ist ein kompliziertes Körperteil: Sie besteht aus 26 Knochen, 19 kurzen Handmuskeln und fast hundert Bändern. Zu den wichtigsten Muskelgruppen der Hand gehören die Hohlhandmuskeln, die Daumenballenmuskeln und die Kleinfingerballenmuskeln.

2. Linke Faust ballen

Wenden Sie sich nun Ihrer linken Hand zu und wiederholen Sie die Übung in gleicher Weise wie zuvor mit der rechten Hand.

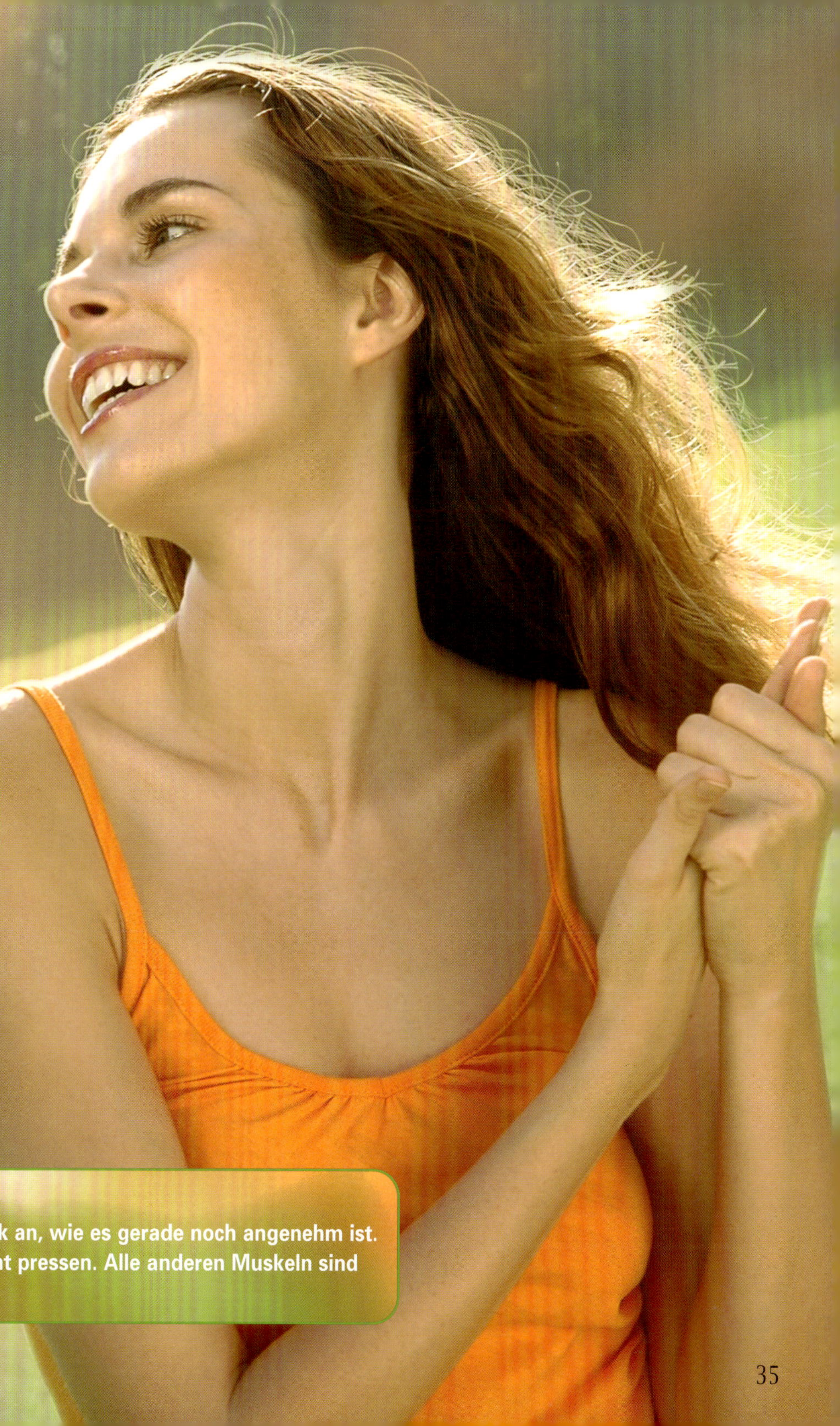

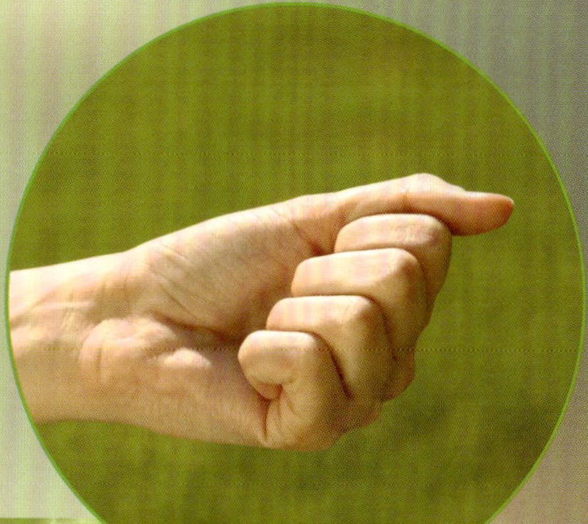

A Anspannen

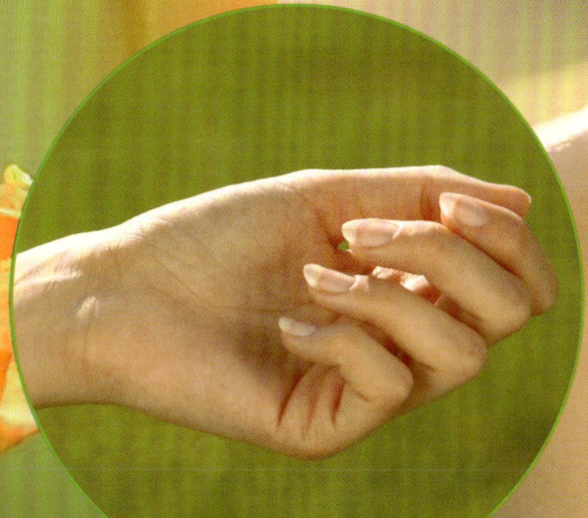

B Entspannen

ACHTUNG!
Spannen Sie die Hand nur so stark an, wie es gerade noch angenehm ist. Dabei ruhig weiteratmen und nicht pressen. Alle anderen Muskeln sind locker, gelöst und entspannt.

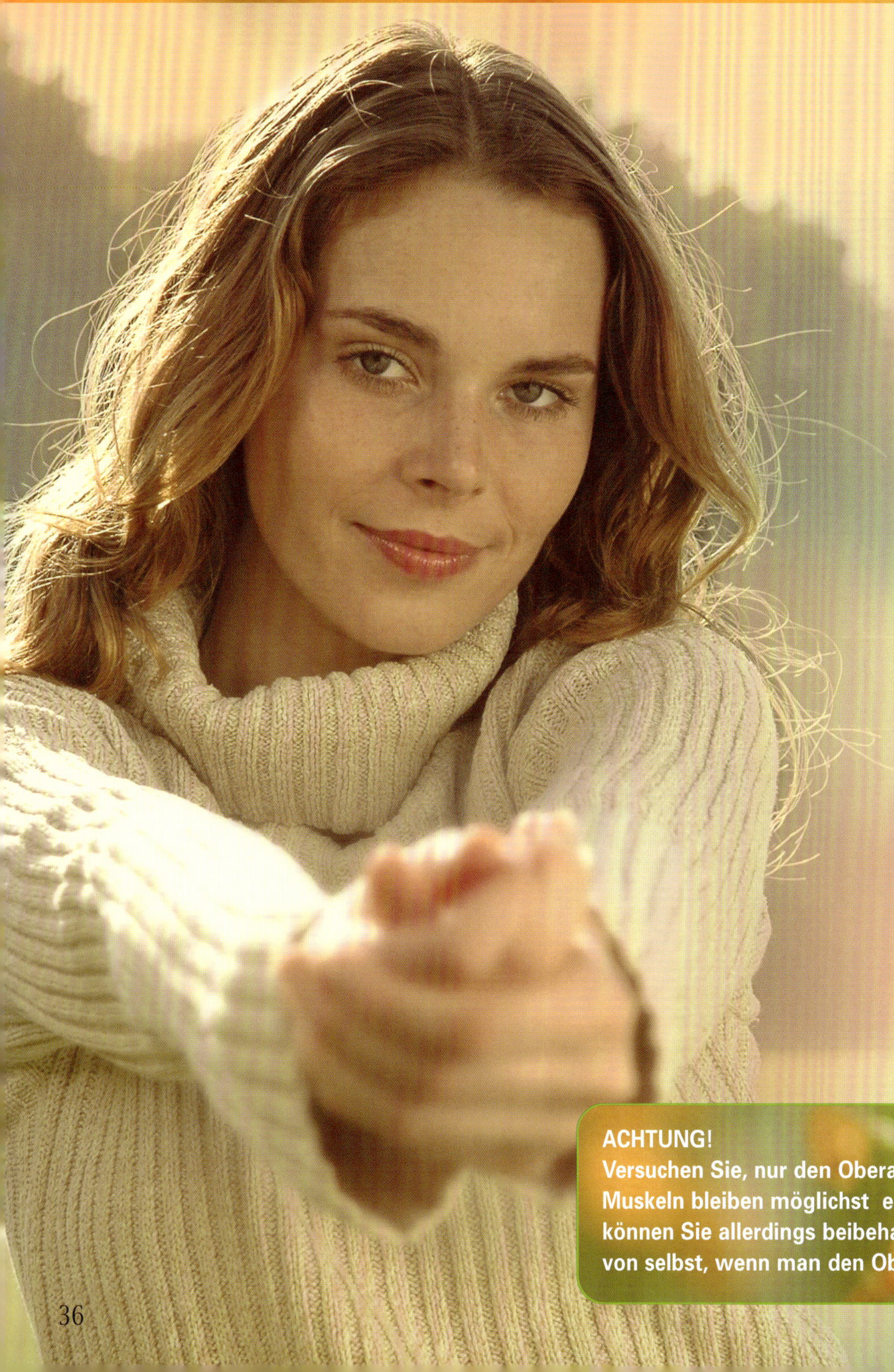

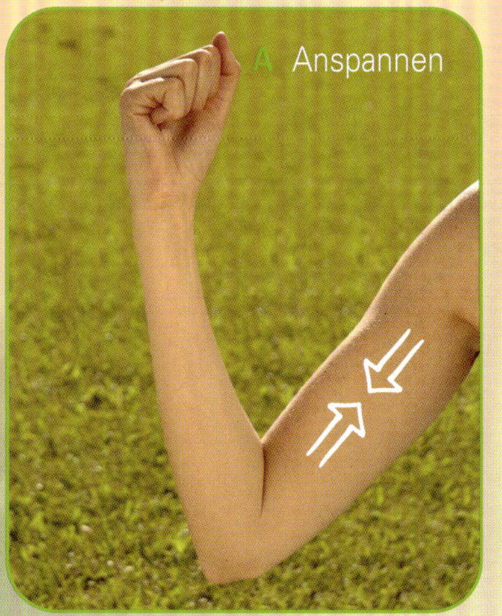

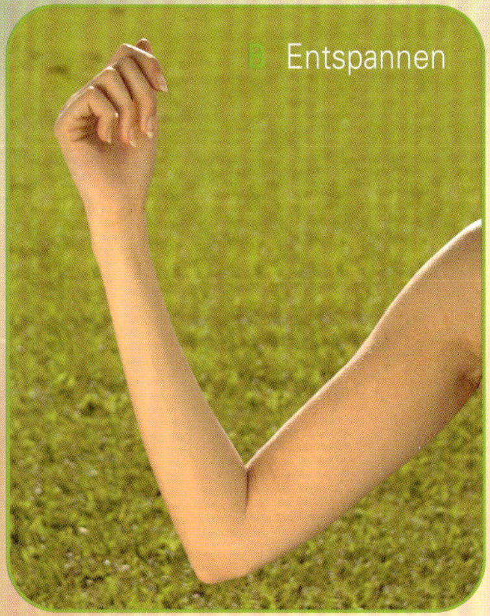

ACHTUNG!
Versuchen Sie, nur den Oberarm anzuspannen. Alle anderen Muskeln bleiben möglichst entspannt. Die geballte Faust können Sie allerdings beibehalten. Sie ergibt sich meistens von selbst, wenn man den Oberarm anspannt.

I. Finger/Hände/Arme

3. Rechten Oberarm anspannen

Die Arme senden in unserer Körpersprache wichtige Signale aus. Bei Anspannung und innerer Abwehr strecken wir sie von uns, bei Zuneigung breiten wir sie zur „Umarmung" aus. Auch die Überanspruchung der Arme führt zu zahlreichen Belastungssyndromen, wie etwa dem sog. „Tennisellenbogen" (Epikondylitis humeri radialis) oder dem „Werferellenbogen" (Epikondylitis humeri ulnaris).

Anspannung:

- Lenken Sie Ihre Konzentration nun auf Ihren rechten Oberarm. Spüren Sie, wie er sich anfühlt; spüren Sie das ganze Gewicht Ihres Armes.
- Schließen Sie die Augen und atmen Sie ruhig weiter. Winkeln Sie den Ellenbogen so weit an, dass Ihre Hand fast die rechte Schulter berühren kann.
- → Achten Sie auf das Gefühl der ganz leichten Anspannung. Atmen Sie dabei ganz ruhig weiter. (Bild A – rechten Arm anspannen)
- Halten Sie die Anspannung im Arm für etwa 5 bis 10 Sekunden.

Entspannung:

- Mit dem nächsten Ausatmen legen Sie den Arm wieder ab und lassen vollständig los.
- Lassen Sie den Arm ganz locker und spüren Sie das neue Gefühl nach der Anspannung.
- → Registrieren Sie den Unterschied zwischen der leichten Anspannung vorhin und dem Loslassen der Muskeln jetzt. (Bild B – rechten Arm entspannen)
- Spüren Sie noch einige Sekunden nach. Tun Sie dies in aller Ruhe und lösen Sie Ihre Armmuskeln noch etwas mehr.
- Der rechte Arm ist nun wieder vollkommen entspannt. Ganz locker, gelöst und entspannt.

Anatomie:
Die Muskeln des Oberarmes lassen sich in zwei funktionelle Gruppen einteilen: Beuger und Strecker. Der wichtigste Beuger ist der „Biceps"; er liegt auf der Vorderseite des Oberarms. Auf der Rückseite liegt der wichtigste Strecker: der „Triceps". Die Beugemuskeln sind zusammen etwa um 50% stärker als die Strecker. Bei der Drehung im Arm sind weitere Muskeln beteiligt.

4. Linken Oberarm anspannen

Wenden Sie sich nun Ihrem linken Oberarm zu und wiederholen Sie die Übung in gleicher Weise wie zuvor mit dem rechten Arm.

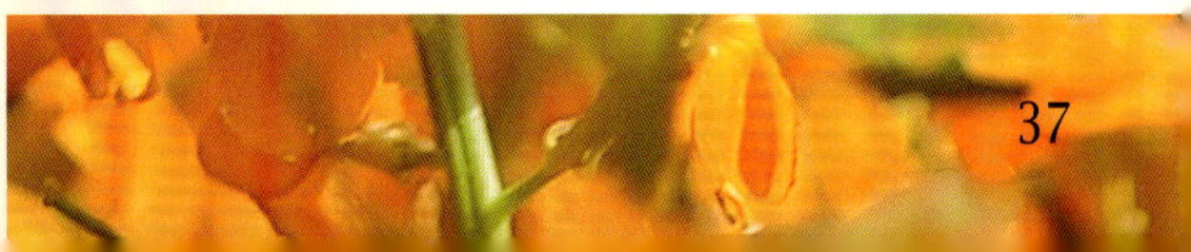

II. Kopf/Gesicht/Hals

5. Augenbrauen hochziehen, die Stirn in Falten legen

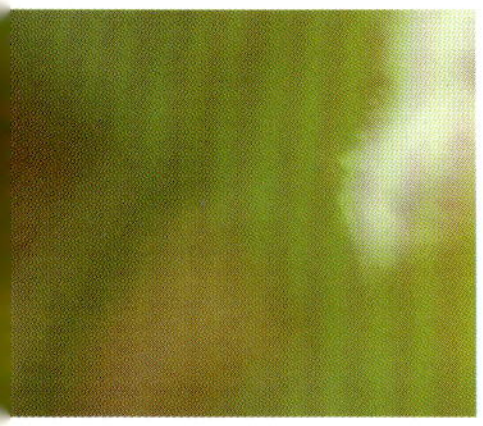

Nicht jeder, der die Stirn in Falten legt, hat Sorgen. Dennoch ist die Gesichtsmuskulatur häufig Ausdruck unseres Seelenlebens. Die zahlreichen kleinen Muskeln um das Auge herum sorgen u.a. für den Lidschlag und die Bewegung der Augenbrauen. Einige ernste Erkrankungen wie der Schlaganfall zeigen sich an der Gesichtsmuskulatur, auch mimische Muskulatur genannt, häufig zuerst. Mit regelmäßigem Entspannungstraining können Sie vielen Krankheiten regelrecht „die Stirn bieten“:

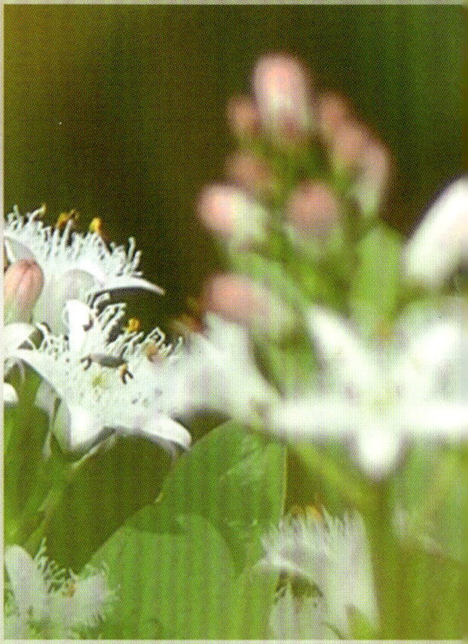

Anspannung:

- Lenken Sie Ihre Konzentration nun auf Ihre Stirn. Spüren Sie, wie sie sich anfühlt.
- Blicken Sie entspannt geradeaus und lockern Sie die Lider. Ziehen Sie die Augenbrauen hoch und legen Sie die Stirn leicht in Falten.
- → Achten Sie auf das Gefühl der ganz leichten Anspannung. Atmen Sie dabei ganz ruhig weiter. (Bild A – Stirn gerunzelt, Augenbrauen hochgezogen)
- Steigern Sie die Anspannung nun ein wenig mehr, bis die Augenbrauen quasi den Haaransatz erreichen.
- Halten Sie die Anspannung für etwa 5 bis 10 Sekunden.

Entspannung:

- Mit dem nächsten Ausatmen lassen Sie wieder vollständig los.
- Lassen Sie die Stirn ganz locker und spüren Sie das neue Gefühl nach der Anspannung.
- → Registrieren Sie den Unterschied zwischen der leichten Anspannung vorhin und dem Loslassen der Muskeln jetzt. (Bild B – Stirn entspannt)
- Stellen Sie sich beim Nachspüren vor, dass Ihre Stirn ganz kühl und glatt ist. Spüren Sie das angenehme Gefühl der gelockerten Muskeln.
- Die Stirn ist nun wieder ganz glatt und vollkommen entspannt. Ganz locker, gelöst und entspannt.

Anatomie:
Die Muskeln im Kopfbereich teilen sich auf in Kaumuskeln, Zungen- bzw. Zungenbeinmuskeln, Gaumenmuskeln und „mimische“ Muskeln. Für die Mimik sind von den 26 Gesichtsmuskeln des Menschen fast die Hälfte dieser Muskeln verantwortlich. Sie geben dem Gesicht eine Struktur und ermöglichen den Ausdruck von Emotionen.

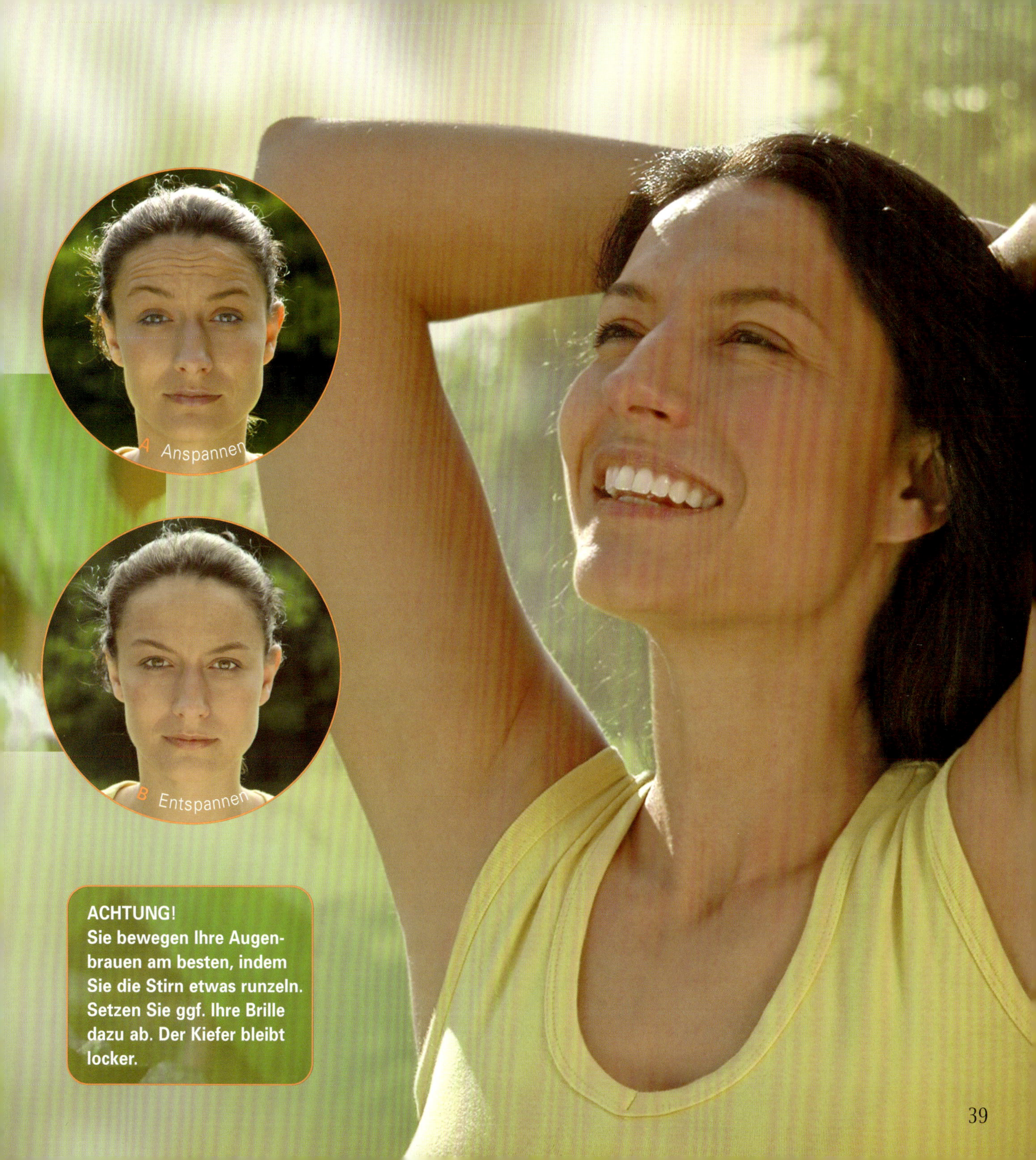

A Anspannen

B Entspannen

ACHTUNG!
Sie bewegen Ihre Augenbrauen am besten, indem Sie die Stirn etwas runzeln. Setzen Sie ggf. Ihre Brille dazu ab. Der Kiefer bleibt locker.

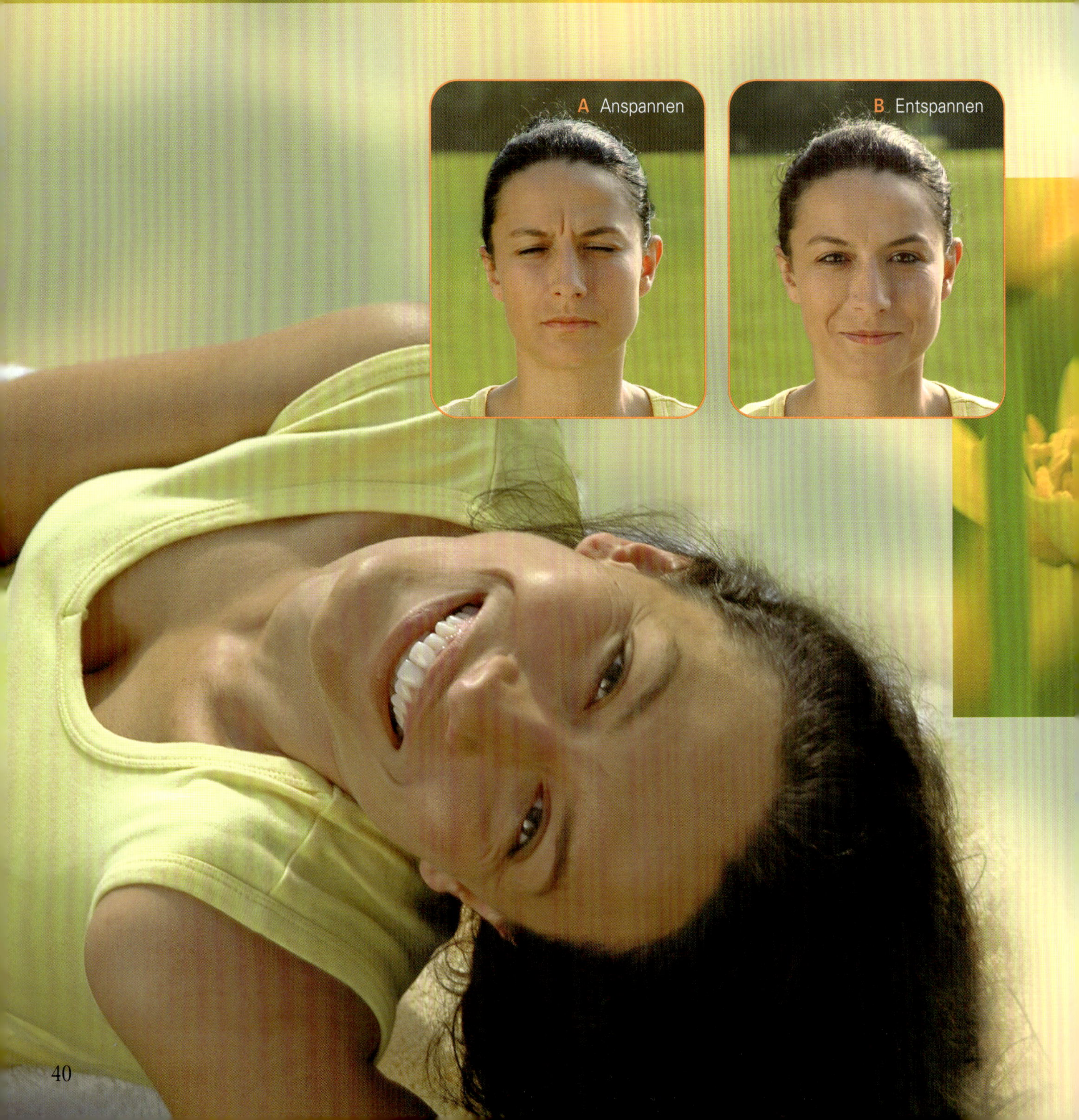

A Anspannen

B Entspannen

II. Kopf/Gesicht/Hals

6. Die Augen zusammenkneifen

Ein positiver Gesichtsausdruck hängt für viele Menschen in erster Linie mit den Augen zusammen. Schon leichte Veränderungen der Augenstellung können große Auswirkungen haben. Das Auswärtsschielen z.B. ergibt einen eher verklärten Blick (und wird daher gerne von Malern und Bildhauern verwandt). Das Einwärtsschielen dagegen führt zu einem eher einfältigen Ausdruck (dies wird oft zu Unrecht als unfreundlich empfunden).

Anspannung:

- Lenken Sie Ihre Aufmerksamkeit nun auf Ihre geschlossenen Augen und konzentrieren Sie sich auf einen Punkt in deren Mitte.
- Spannen Sie die Augenmuskeln an, indem Sie beide Augen zusammenkneifen. Pressen Sie dabei nicht allzu sehr und lassen Sie vor allem die Kiefer locker.
- → Achten Sie auf das Gefühl der ganz leichten Anspannung. Atmen Sie dabei ganz ruhig weiter. (Bild A – Augenlider zukneifen)
- Halten Sie die Anspannung für etwa 5 bis 10 Sekunden.

Entspannung:

- Mit dem nächsten Ausatmen lassen Sie wieder vollständig los.
- → Entspannen Sie die Lider wieder und spüren Sie die Lockerung der gesamten Augenpartie. (Bild B – Augen entspannt)
- Spüren Sie noch einige Sekunden nach. Registrieren Sie das angenehme Gefühl der gelockerten Muskeln.
- Die Augenmuskulatur ist nun weich und entspannt. Ganz locker, gelöst und entspannt.

Anatomie:

Das Auge wird gerne mit einem Fotoapparat verglichen. Dabei lassen sich fünf Teile unterscheiden: Das Linsensystem (Objektiv), Regenbogenhaut oder Iris (Blende), die Netzhaut (Film), die Augenlider (Verschluss) und schließlich die Lederhaut sowie die Augenhöhle (Gehäuse).

ACHTUNG!
Die Augen nur so stark zusammenkneifen, wie es gerade noch angenehm ist. Lassen Sie alle anderen Muskeln dabei locker und entspannt.

II. Kopf/Gesicht/Hals

7. Zähne zusammenbeißen, Kiefermuskeln anspannen

Wenn wir uns ärgern, möchten wir allen die „Zähne zeigen." Unsere Kiefermuskulatur gehört zu den stärksten des menschlichen Körpers. Allzu großer Stress kann zu Blockaden und Schmerzen im Kieferbereich, gelegentlich sogar zu nächtlichem „Knirschen" führen. Aber auch beim Kauen wird eine außerordentliche Kraft freigesetzt. Die „Kaukraft" beträgt im Schneidezahnbereich etwa 20 kg.

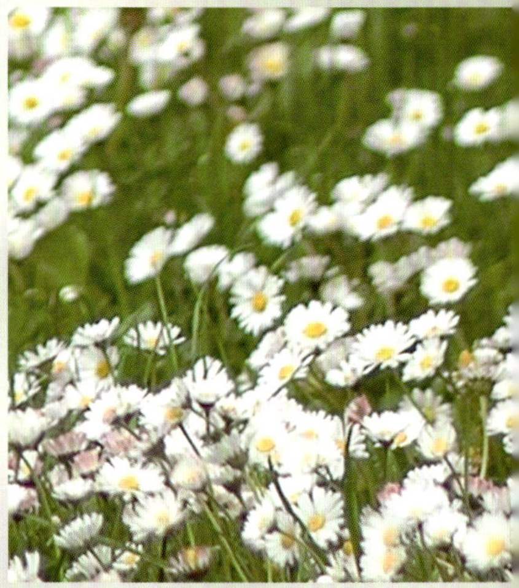

Anspannung:

- Lenken Sie Ihre Konzentration nun auf Ihre Kiefermuskulatur.
- Schließen Sie die Augen und lassen Sie den Unterkiefer zunächst etwas hängen. Beißen Sie die Zähne nun ganz leicht aufeinander.
- → Achten Sie auf das ganz leichte Spannungsgefühl der Kiefermuskulatur. Atmen Sie dabei ruhig durch die Nase. (Bild A – Zähne zusammen)
- Halten Sie die Anspannung für etwa 5 bis 10 Sekunden.

Entspannung:

- Mit dem nächsten Ausatmen lassen Sie wieder vollständig los.
- Lassen Sie den Unterkiefer etwas hängen und spüren Sie das neue Gefühl nach der Anspannung.
- → Registrieren Sie den Unterschied zwischen der leichten Anspannung vorhin und dem Loslassen der Muskeln jetzt. (Bild B – Kiefer hängt)
- Atmen Sie weiter und spüren Sie noch einige Sekunden nach. Spüren Sie das angenehme Gefühl der gelockerten Muskeln.
- Die Kiefermuskulatur ist nun wieder ganz entspannt. Ganz locker, gelöst und entspannt.

Anatomie:

Der erwachsene Mensch besitzt auf jeder Seite vier Kaumuskeln: Der „Masseter", der Schläfenmuskel, der innere Flügelmuskel und der äußere Flügelmuskel. Mit unserem Kiefergelenk können wir gleich drei verschiedene Bewegungsarten ausführen und sind vielen Tieren damit überlegen:

- Scharnierbewegung (Raubtiere)
- Schlittenbewegung (Nagetiere)
- Mahlbewegung (Wiederkäuer)

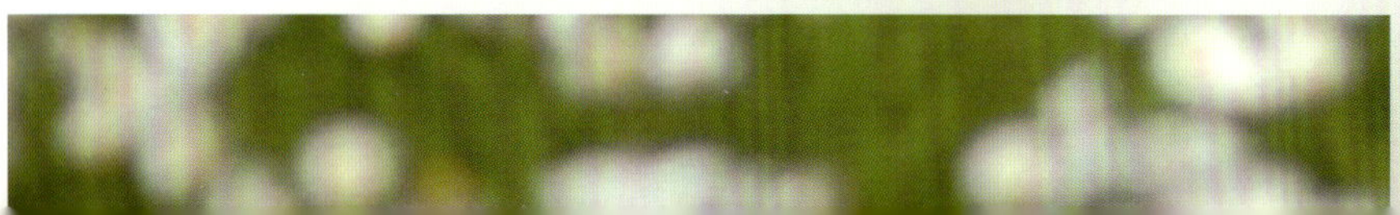

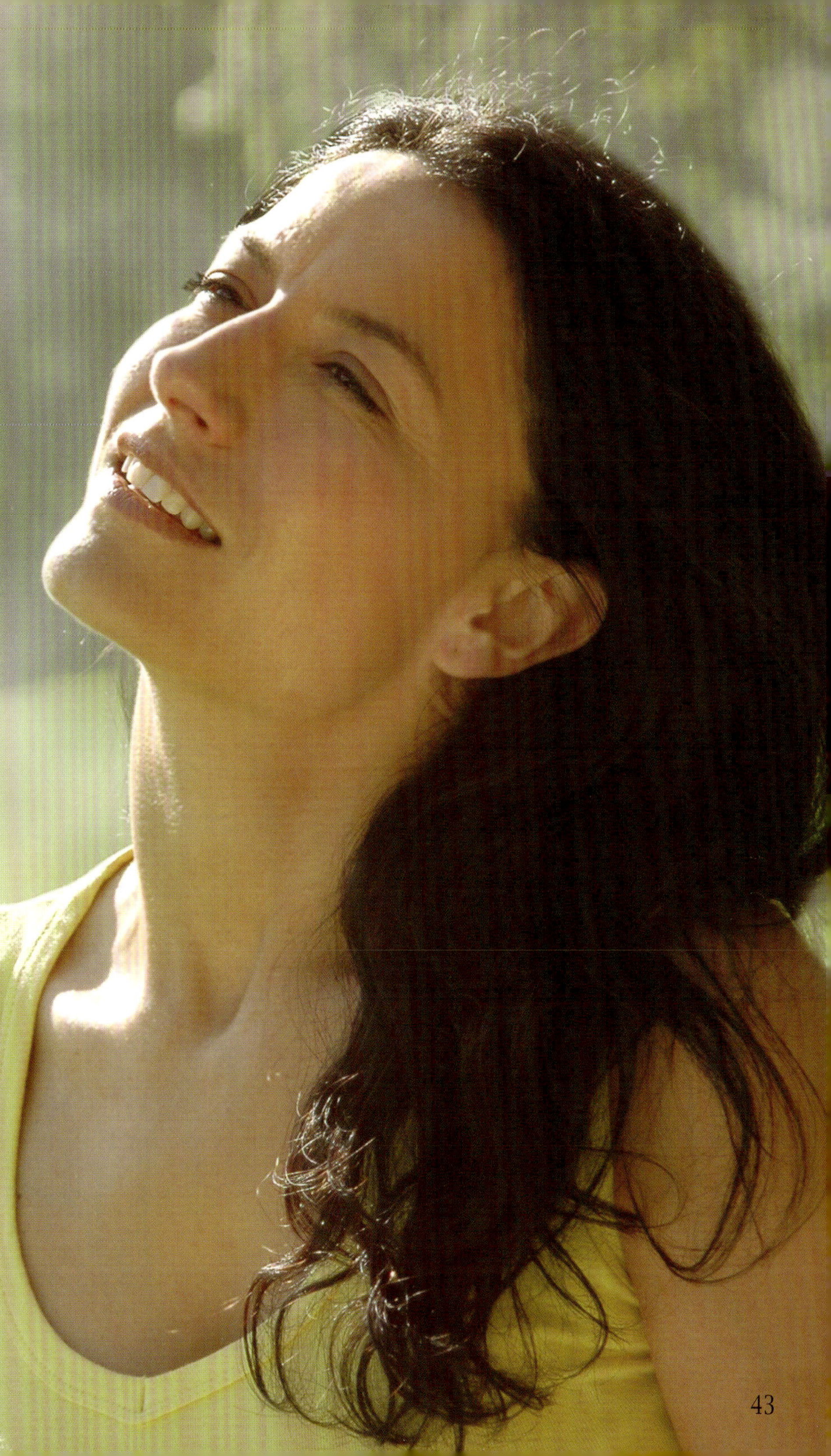

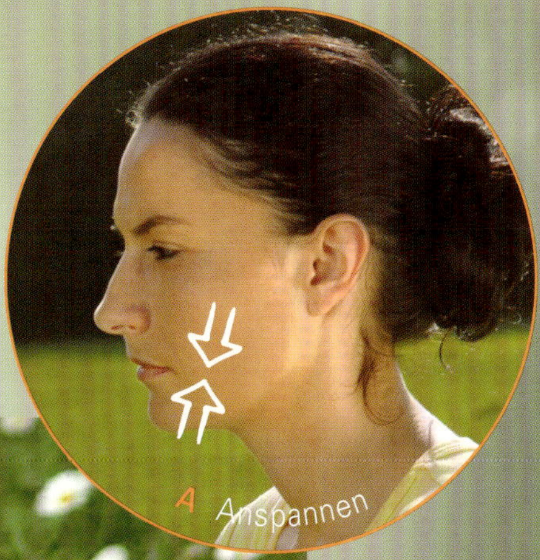

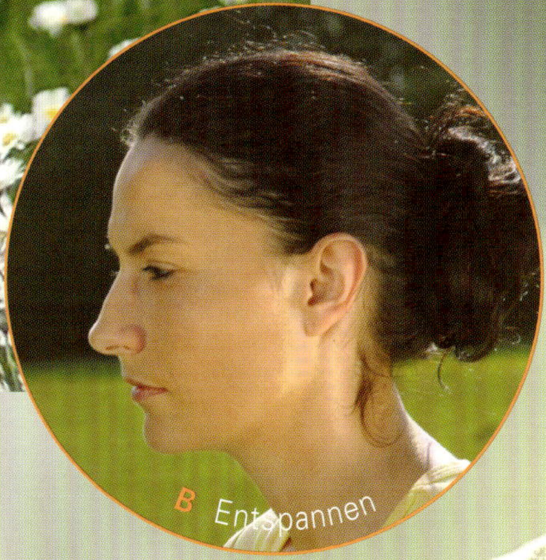

ACHTUNG!

Sie bewegen Ihre Augenbrauen am besten, indem Sie die Stirn etwas runzeln. Setzen Sie ggf. Ihre Brille dazu ab. Der Kiefer bleibt locker.

II. Kopf/Gesicht/Hals

8. Mund spitzen, Lippen anspannen, Nase rümpfen

Die Lippen sind ein sehr sensibles und gut durchblutetes Organ. Wenn wir fröhlich sind, spitzen wir sie und pfeifen eventuell ein Lied. Bei schlechter Laune formen wir die Lippen zu einem Schmollmund.

Kann man jemanden förmlich „nicht riechen", so rümpft man gerne die Nase über ihn. Pfeifen, küssen, riechen, schmecken – all diese Tätigkeiten können unsere Stimmung maßgeblich beeinflussen.

Anspannung:

- Schließen Sie die Augen und lenken Sie Ihre Konzentration auf Ihren Mund.
- Spannen Sie die Lippen an, indem Sie den Mund spitzen und die Lippen möglichst weit nach oben an die Nase heran führen.
- → Achten Sie auf die leichte Spannung um den Mund, die Nase und die Wangen. Wenn Sie mit dem Mund fast die Nase erreichen, dürfen Sie beim Atmen ruhig ein wenig schnaufen. (Bild A – Lippen angespannt)
- Halten Sie die Anspannung für etwa 5 bis 10 Sekunden.

Entspannung:

- Mit dem nächsten Ausatmen lassen Sie wieder vollständig los und entspannen.
- Lassen Sie die Lippen ganz erschlaffen und spüren Sie das neue Gefühl nach der Anspannung.
- → Achten Sie auf das angenehme Gefühl der Lockerung und spüren Sie, wie es sich langsam über das gesamte Gesicht ausbreitet. (Bild B – Lippen entspannt)
- Spüren Sie noch einige Sekunden nach. Registrieren Sie, wie die Spannung in den Lippen sowie im Nasen- und Wangenbereich immer weniger und weniger wird.
- Das ganze Gesicht ist nun wieder locker und entspannt. Ganz locker, gelöst und entspannt.

Anatomie:
Innerhalb der Lippen verläuft als quer gestreifte Muskulatur der kreisförmige Mundringmuskel. Er ist für das Saugen, Sprechen und Kauen von großer Bedeutung. Die reichhaltige Blutversorgung der Lippen erfolgt durch die Gesichtsschlagader. Für die Steuerung der Lippenbewegungen ist der Gesichtsnerv zuständig, für das Gefühl in den Lippen sorgen der Oberkiefernerv (Oberlippe) und der Unterkiefernerv (Unterlippe).

ACHTUNG!
Lassen Sie den Mund geschlossen und atmen Sie durch die Nase. Bei der folgenden Anspannung machen Sie am besten ein ganz „kleines" und „krauses" Gesicht, als wenn Sie gerade in eine Zitrone gebissen hätten.

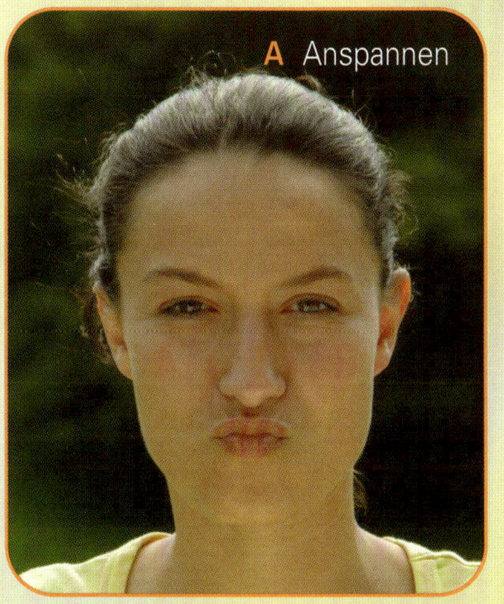
A Anspannen

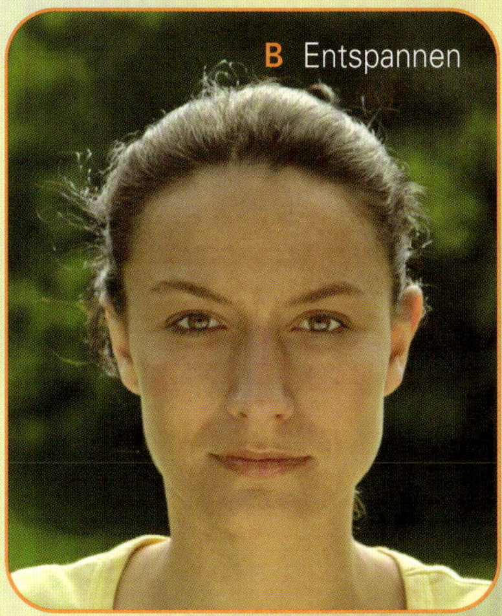
B Entspannen

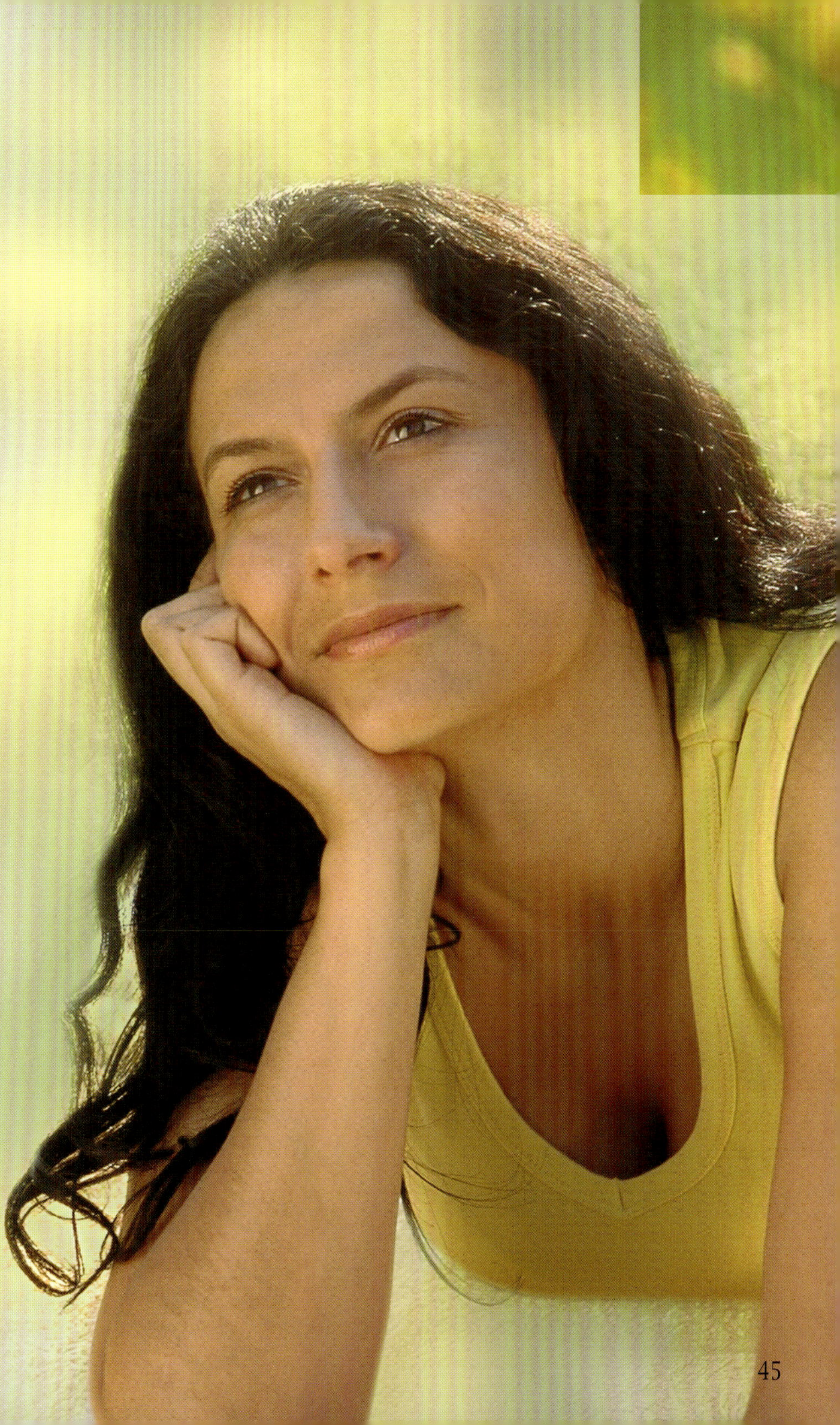

II. Kopf/Gesicht/Hals

9. Hals- und Nackenmuskulatur dehnen

Wir alle kennen den typischen Spannungskopfschmerz, der nicht selten mit gezerrter Hals- und Nackenmuskulatur zusammenhängt. Eine einseitige Verkürzung bestimmter Halsmuskeln kann zum sog. „Schiefhals" führen. Bei Verspannungen geht es im Wesentlichen darum, vorhandene Blockaden zu lösen und die verhärtete und verkürzte Muskulatur wieder vorsichtig aufzuweichen und zu verlängern.

Anspannung:

- Lenken Sie Ihre Konzentration nun auf den Nacken, indem Sie den Kopf einmal nach links und rechts neigen. Zentrieren Sie Ihren Kopf dann in der Mitte.
- Drehen Sie den Kopf nun nach unten rechts, so dass das Kinn fast das rechte Schlüsselbein berührt. (Bild A – Kopf angespannt)
- Von hier aus drehen Sie den Kopf nun rüber auf die linke Seite. Legen Sie schließlich das Kinn auf dem Brustbein ab.
- → Spüren Sie das leichte Gefühl der Anspannung im Nackenbereich. Atmen Sie dabei ganz ruhig weiter.

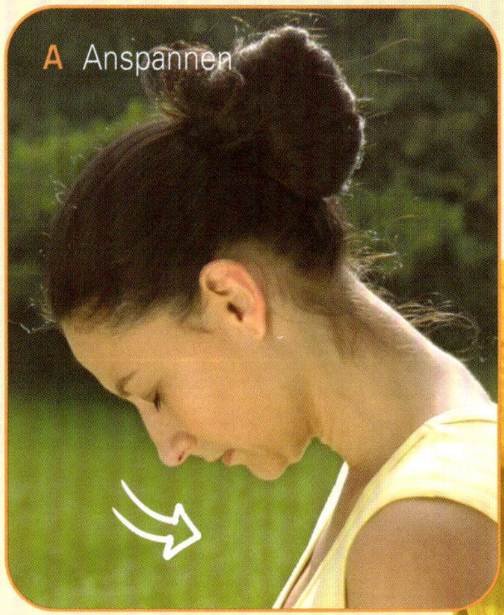

A Anspannen

Entspannung:

- Mit dem nächsten Ausatmen lösen Sie den Kopf vollständig und zentrieren Sie ihn wieder.
- Spüren Sie das neue angenehme Gefühl nach der Anspannung.
- → Vergleichen Sie den Zustand der Anspannung vorhin mit dem angenehmen Gefühl der Entspannung jetzt. (Bild B – Kopf entspannt)
- Spüren Sie noch einige Sekunden nach. Registrieren Sie das angenehme Gefühl der gelockerten und verlängerten Nackenmuskulatur.
- Der Hals ist nun wieder locker und entspannt. Ganz locker, gelöst und entspannt.

ACHTUNG!
Im Halsbereich liegen viele Weichteile, Gefäße und Nerven. Die Halsmuskulatur hat daher auch eine schützende und stützende Funktion. Verändern Sie die Position des Halses nur so sehr, dass Sie ohne Schwierigkeiten weiter atmen können.

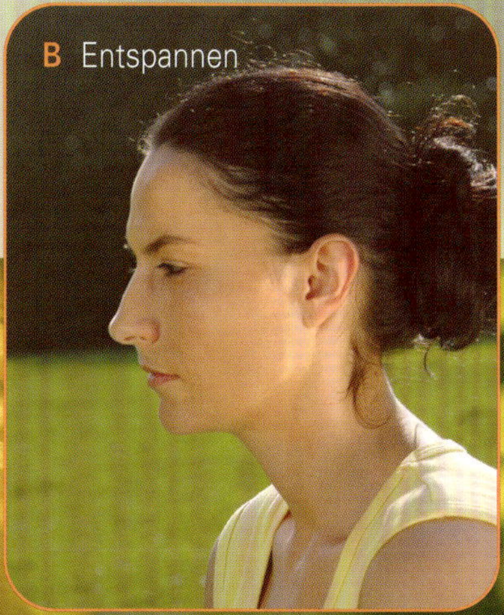

B Entspannen

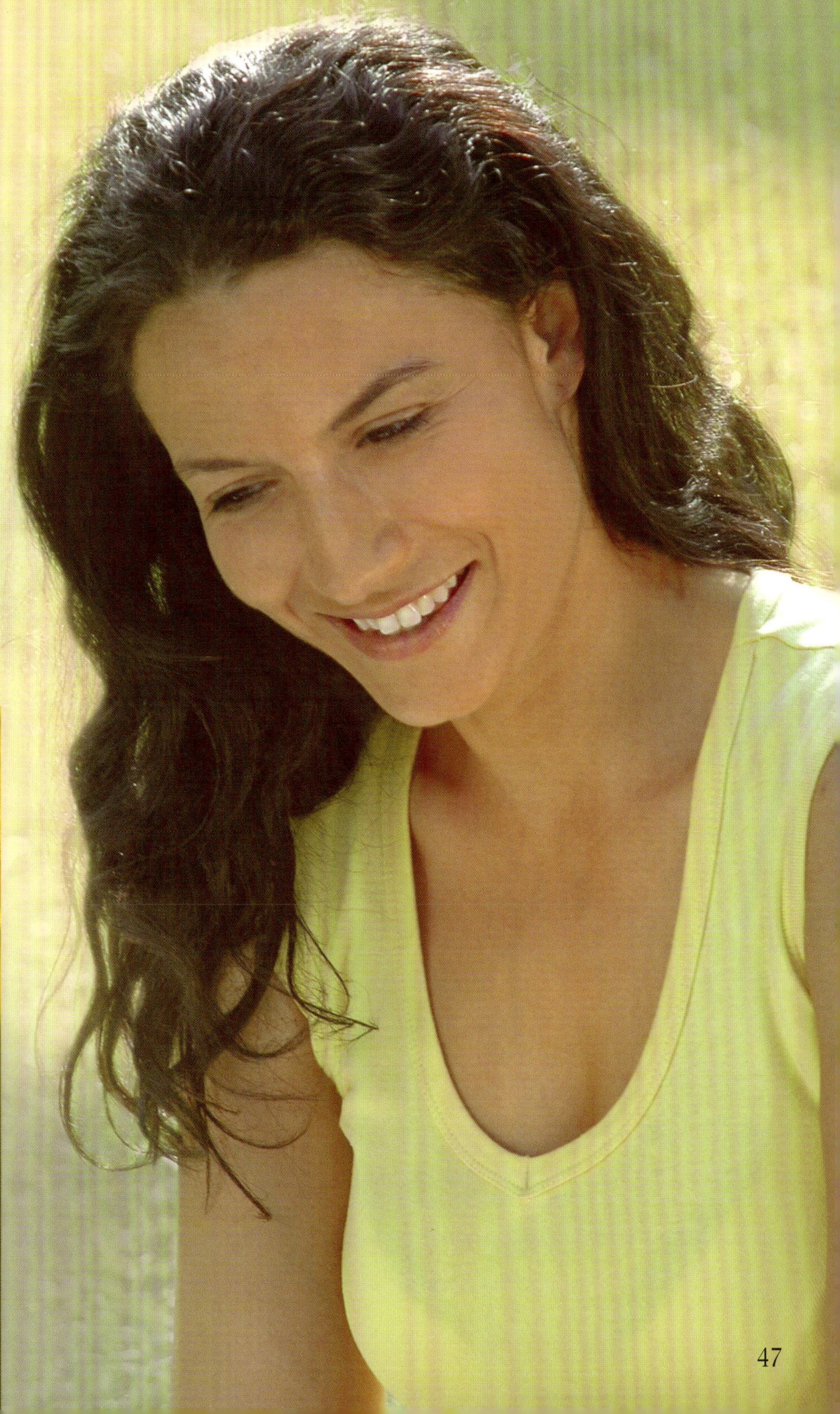

Anatomie:
Die Halswirbelsäule besteht aus den 7 Halswirbeln C1 bis C7. Sie ist wie die Lendenwirbelsäule nach vorn konvex gekrümmt (Lordose). Die Nackenmuskeln sowie die zahlreichen Muskeln des Halses verbinden Kopf und Halswirbelsäule miteinender. Die Halsmuskulatur wird dabei in drei Hauptteile gegliedert: Oberflächliche, mittlere Halsmuskeln und tiefe Halsmuskeln. Der stärkste Halsmuskel ist der „Kopfwender".

III. Schultern/Rumpf/Rücken/Brust/Bauch

10. Schultern hochziehen

In der Antike hielt sich die Vorstellung, dass der Gott Atlas die Last der Welt auf seinen Schultern trägt. Auch heute müssen wir unsere Probleme „schultern", wobei wir im schlimmsten Fall auch gelegentlich einmal „die Schultern hängen" lassen. Der Schulter- und Nackenschmerz ist ein häufiges Symptom bei Überlastung und Bewegungsmangel.

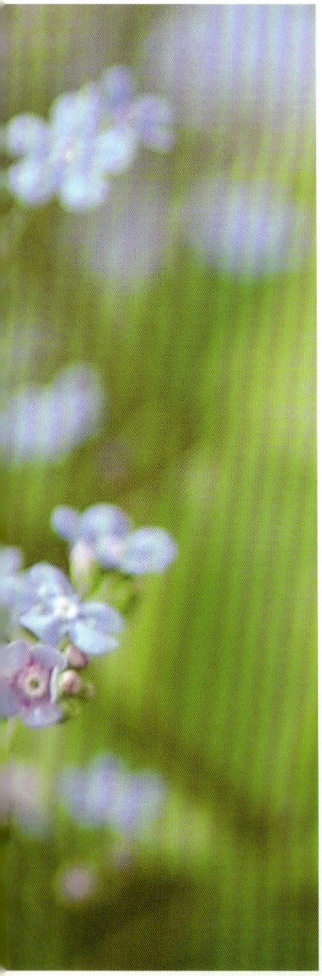

Anspannung:

- Lenken Sie Ihre Konzentration nun auf Ihre Schultern. Machen Sie sich bewusst, wie die Schultern aufliegen.
- Schließen Sie die Augen und lassen Sie die Schultern zunächst locker hängen. Ziehen Sie nun beide Schultern hoch in Richtung Ohren.
- → Beachten Sie das leicht ziehende Gefühl in der Schultermuskulatur. Atmen Sie dabei ganz ruhig weiter. (Bild A – Schultern hochgezogen)
- Halten Sie die Anspannung für etwa 5 bis 10 Sekunden.

Entspannung:

- Mit dem nächsten Ausatmen lassen Sie die Schultern wieder sinken und entspannen.
- Lassen Sie die Schultern ganz locker herunterhängen und spüren Sie das neue Gefühl nach der Anspannung
- → Achten Sie auf das angenehme Gefühl der Lockerung im Vergleich zur Anspannung eben. (Bild B – Schultern unten)
- Spüren Sie noch einige Sekunden nach. Lassen Sie zu, dass sich das Gefühl der Entspannung im ganzen Schulterbereich immer weiter ausbreitet.
- Ihre Schultern sind jetzt wieder weich und entspannt. Ganz locker, gelöst und entspannt.

Anatomie:
Die Schultermuskulatur stellt in ihrer Gesamtheit ein komplexes System dar. Man unterscheidet Muskeln zur Bewegung des Armes und Muskeln zur Bewegung des Schulterblatts. Die Schultermuskulatur steuert die Drehbewegungen des Arms, unterstützt die Rückenmuskulatur und verbindet die beiden knöchernen Anteile des Schultergürtels: das Schlüsselbein und das Schulterblatt.

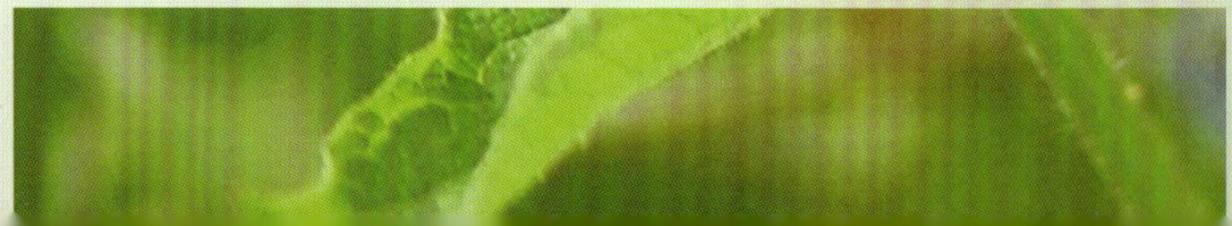

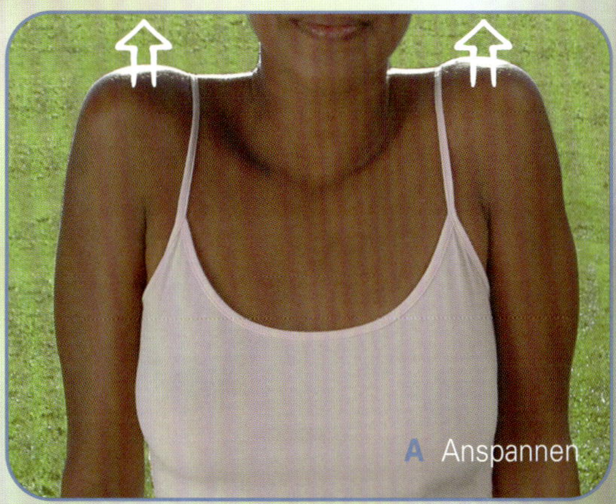

A Anspannen

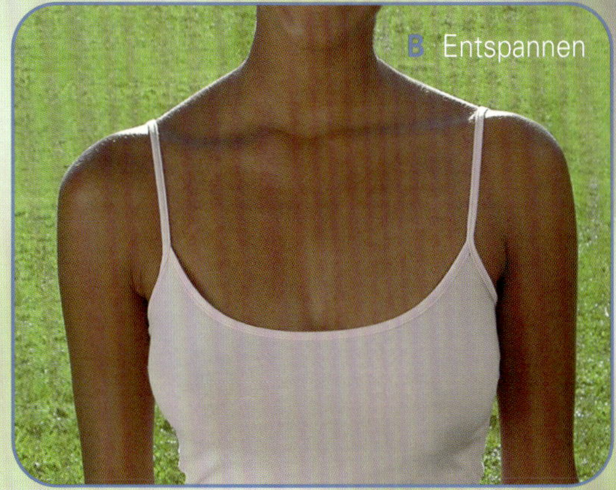

B Entspannen

ACHTUNG!
Spannen Sie bei der folgenden Übung nur die Schultermuskulatur an. Alle anderen Muskeln bleiben völlig gelöst und locker. Sinken Sie nicht völlig in sich zusammen, sondern bleiben Sie groß und gerade.

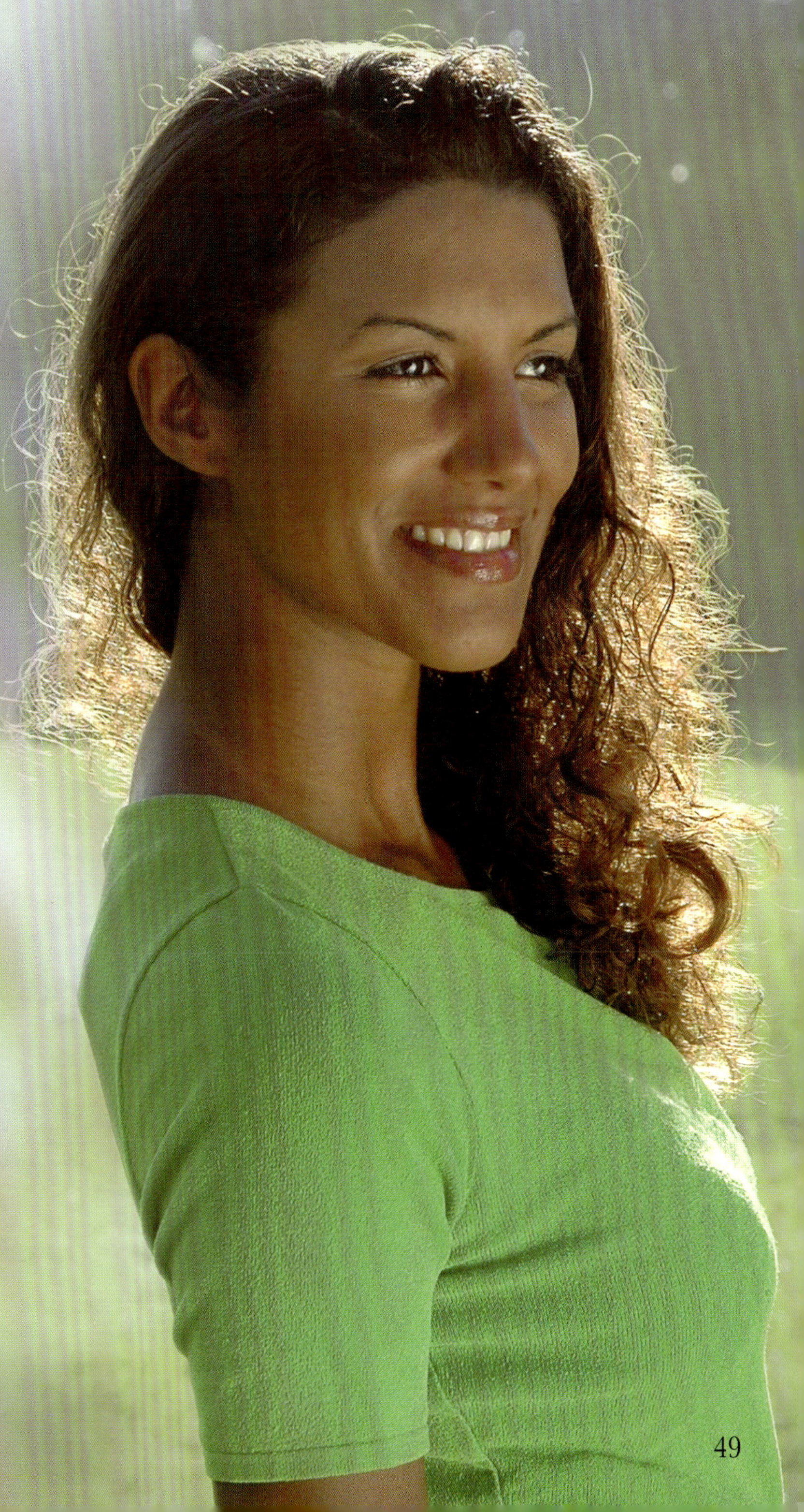

III. Schultern/Rumpf/Rücken/Brust/Bauch

11. Rückenmuskulatur anspannen, Schultern nach hinten ziehen

Beim aufrechten Stand liegt der größte Teil der Wirbelsäule hinter der Schwerkraftlinie. Als Gegengewicht haben die Bänder der Wirbelbögen und die Rückenstreckmuskeln ganze Arbeit zu leisten. Seien Sie gut zu Ihrer Wirbelsäule: Sie ist das Stützgerüst für den Rumpf, der Schutzwall für das Rückenmark, das Federsystem gegen Erschütterungen und der Garant für vielseitige Beweglichkeit. Jeder Vierte klagt heutzutage über Rückenschmerzen.

Anspannung:

- Lenken Sie Ihre Konzentration nun auf Ihren Rücken. Spüren Sie die gesamte Länge Ihres Rückens.
- Schließen Sie die Augen und ziehen Sie beide Schultern nach hinten, so dass ein leichtes Hohlkreuz entsteht. Die Brust wölbt sich dabei sachte nach vorn.
- → Achten Sie auf das leicht ziehende Gefühl in der Rückenmuskulatur. Atmen Sie dabei ganz ruhig weiter. (Bild A – Schultern nach hinten)
- Halten Sie die Anspannung für etwa 5 bis 10 Sekunden.

Entspannung:

- Mit dem nächsten Ausatmen lassen Sie die Schultern los und legen den Brustkorb bequem ab.
- Lösen Sie die Schultern noch ein wenig mehr und lehnen Sie den Rücken wieder bequem an.
- → Spüren Sie den Unterschied zwischen der Anspannung vorhin und der Entspannung jetzt. (Bild B – Schultern aufrecht)
- Spüren Sie noch einige Sekunden nach. Bemerken Sie, wie die Spannung aus Ihrem Rücken langsam abfällt und weniger und weniger wird.
- Ihr Rücken ist jetzt wieder völlig entspannt. Ganz locker, gelöst und entspannt.

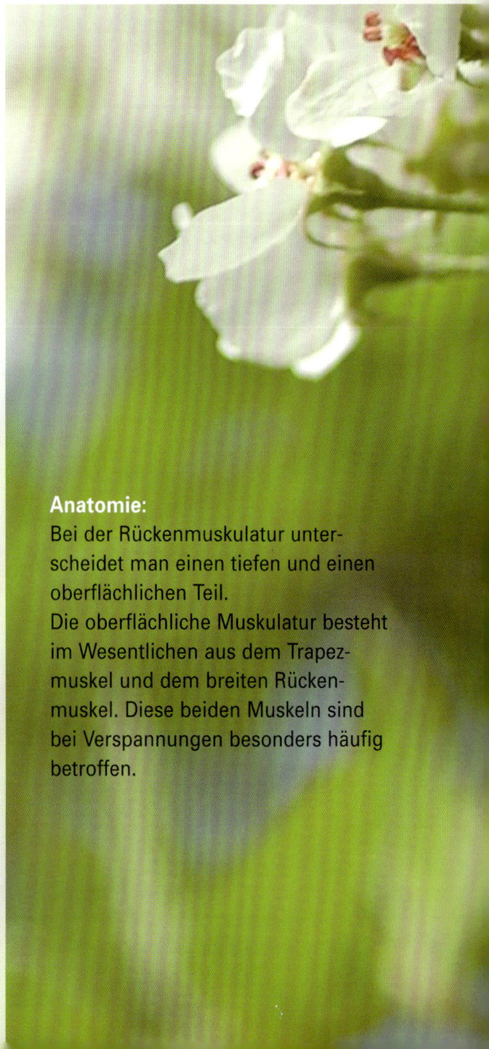

Anatomie:
Bei der Rückenmuskulatur unterscheidet man einen tiefen und einen oberflächlichen Teil.
Die oberflächliche Muskulatur besteht im Wesentlichen aus dem Trapezmuskel und dem breiten Rückenmuskel. Diese beiden Muskeln sind bei Verspannungen besonders häufig betroffen.

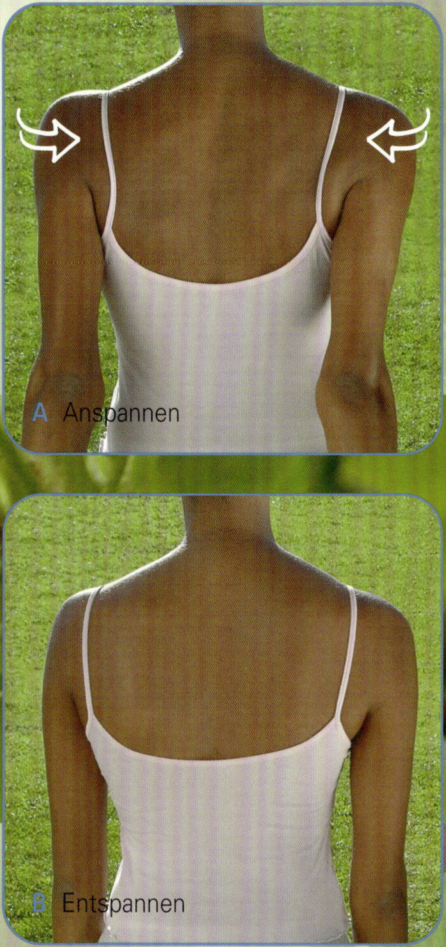
A Anspannen

B Entspannen

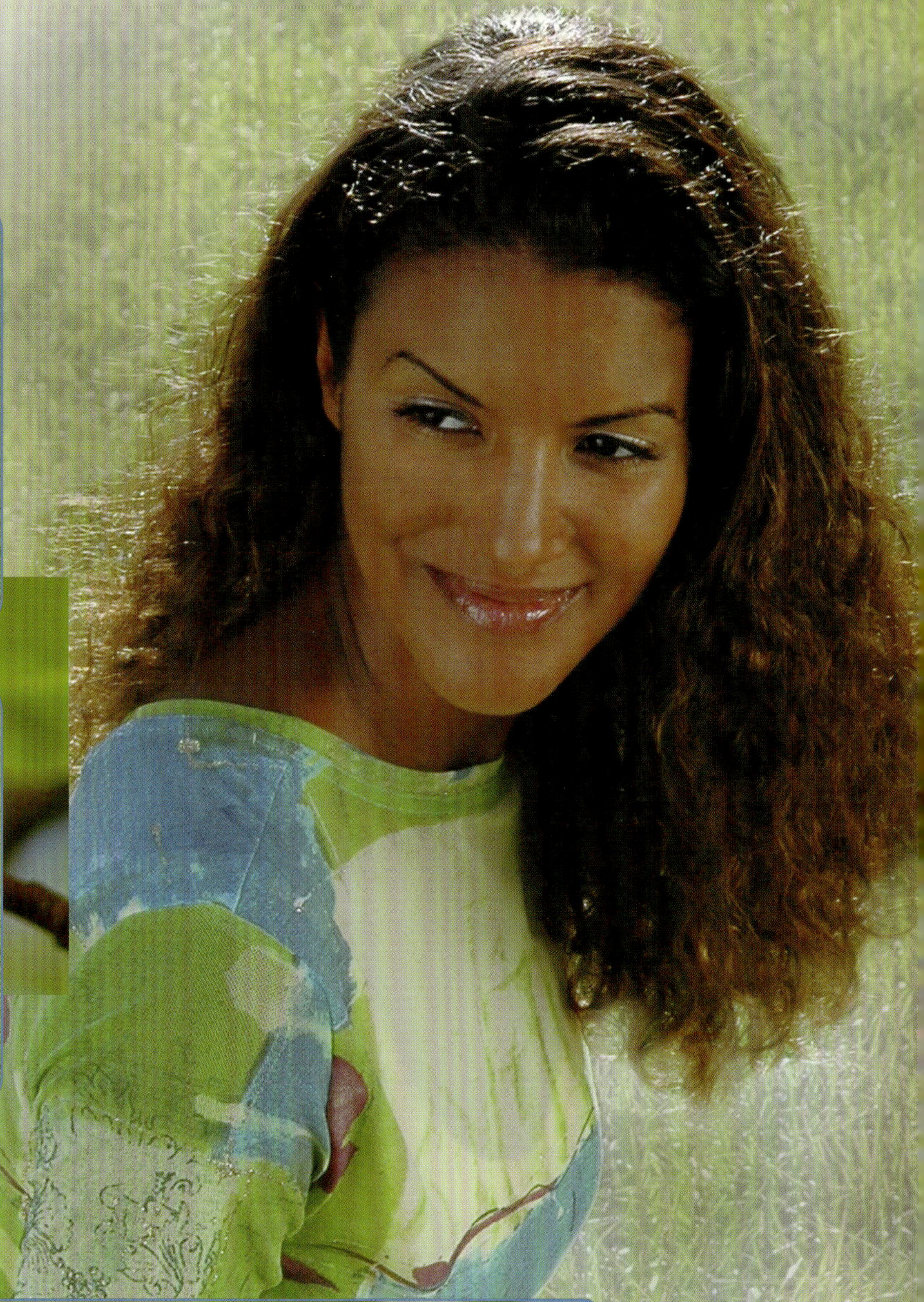

ACHTUNG!
Wenn Sie nach der Übung keine Veränderung spüren, so ist das völlig unproblematisch. In der Regel bessert sich das Körpergefühl durch den ganzheitlichen Übungsansatz der PMR erst nach einigen Wochen. Chronische Rückenschmerzen sollten Sie ärztlich abklären.

III. Schultern/Rumpf/Rücken/Brust/Bauch

12. Bauch nach innen ziehen

Jeder kennt die Redensart, dass uns etwas „auf den Magen schlägt" oder etwas „schwer im Magen liegt". Auch kommen Begriffe wie „Bauchmensch" oder „Bauchentscheidung" nicht von ungefähr. Der Magen- oder Bauchbereich ist ein Seismograph unseres Seelenzustandes. Hier finden Stress oder Dauerbelastung besonders häufig ihr Überlaufventil. Viele Probleme brauchen Zeit und müssen regelrecht „verdaut" werden. Dabei kann die PMR eine Hilfe sein.

Anspannung:

- Lenken Sie Ihre Konzentration nun auf Ihren Bauch.
- Bauen Sie nun eine leichte Spannung auf, indem Sie den Bauch etwas nach innen ziehen.
- → Spüren Sie das leichte Gefühl der Anspannung im Bauchbereich. Halten Sie den Atem dabei nicht an. (Bild A – Bauch rein)
- Halten Sie die Anspannung für etwa 5 bis 10 Sekunden.

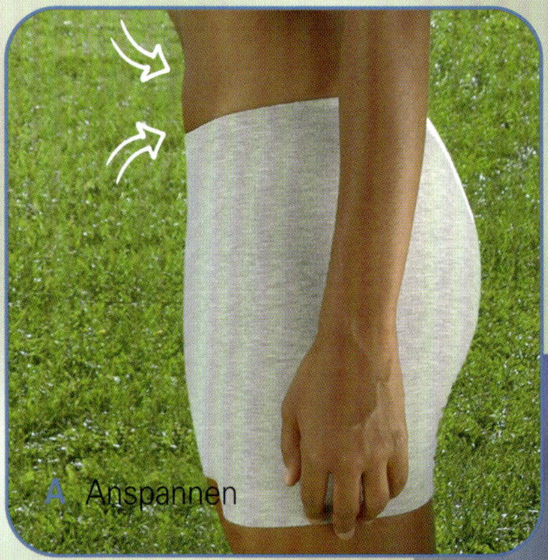

A Anspannen

Entspannung:

- Mit dem nächsten Ausatmen lassen Sie den Bauch wieder los.
- Lösen Sie die Bauchmuskeln und entspannen.
- → Spüren Sie den Unterschied zwischen der leichten Anspannung vorhin und der Entspannung jetzt. (Bild B – Bauch normal)
- Spüren Sie noch einige Sekunden nach. Lassen Sie innerlich ganz locker und fühlen Sie jeden Atemzug bis tief in den Bauchraum hinein.

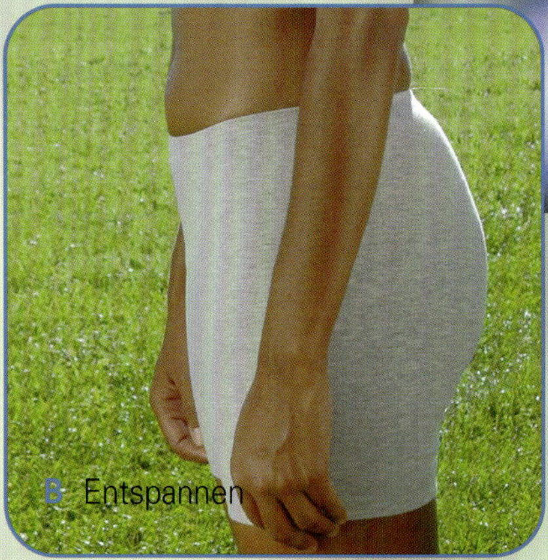

B Entspannen

Anatomie:

Die Bauchwand besteht unterhalb der Bauchhaut aus verschiedenen Muskelschichten, deren Muskelhüllen, Sehnen sowie dem sog. Bauchfell. Die Bauchmuskeln bedecken frontal die Fläche zwischen Brustkorb und Becken und umschließen seitlich den Rumpf bis zur Wirbelsäule.

Die seitliche Bauchmuskulatur ist mehrschichtig, der vordere Bereich wird von den beiden geraden Bauchmuskeln gebildet. Sie ziehen vom Unterrand des Brustbeins bis zum Schambein und sind in der Mitte durch eine sehnige Naht miteinander verbunden. Bei schlanken, muskulösen Menschen kann man diese Sehnenlinie ober- und unterhalb des Bauchnabels meist gut erkennen.

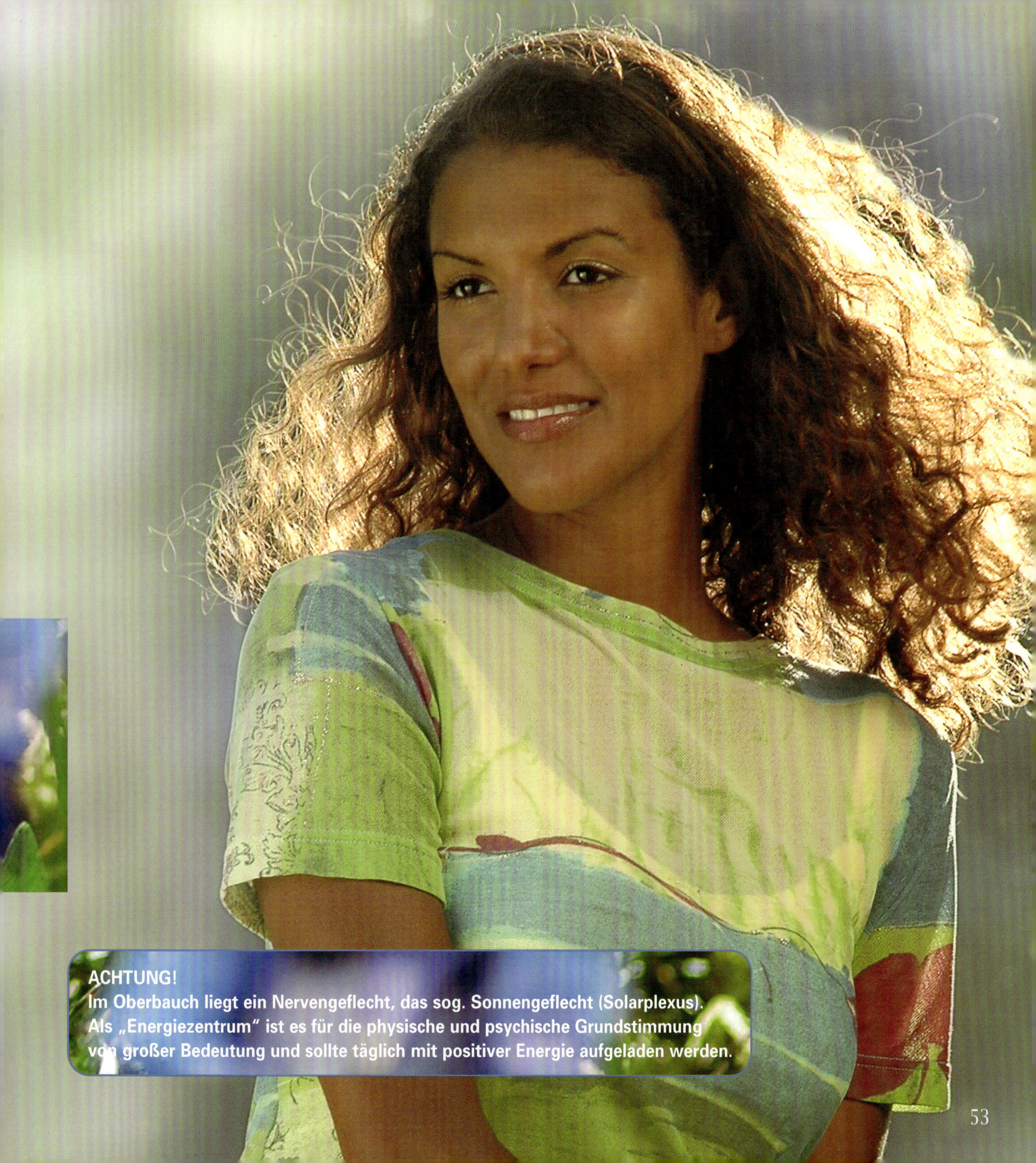

ACHTUNG!
Im Oberbauch liegt ein Nervengeflecht, das sog. Sonnengeflecht (Solarplexus). Als „Energiezentrum" ist es für die physische und psychische Grundstimmung von großer Bedeutung und sollte täglich mit positiver Energie aufgeladen werden.

III. Schultern/Rumpf/Rücken/Brust/Bauch

13. Bauch nach außen

Schweres Essen, zu viel Alkohol oder Zigarettenrauch können Magenbeschmerzen verursachen. Bauchkrämpfe oder Sodbrennen sind mit dieser Übung positiv zu beeinflussen. Sollten Ihre Beschwerden andauern, sollten Sie allerdings einen Arzt zu Rate ziehen.

Anspannung:

- Bleiben Sie mit Ihrer Konzentration bei Ihrem Bauch.
- Schließen Sie wieder die Augen. Spannen Sie nun erneut den Bauch an, indem Sie den Bauch leicht nach außen drücken. Der Rücken bleibt dabei gerade und entspannt.
- → Spüren Sie das leichte Gefühl der Anspannung, das vom Bauch über die Flanken bis hin zum Rücken reicht. Atmen Sie dabei ganz ruhig weiter. (Bild A – Bauch raus)
- Halten Sie die Anspannung für etwa 5 bis 10 Sekunden.

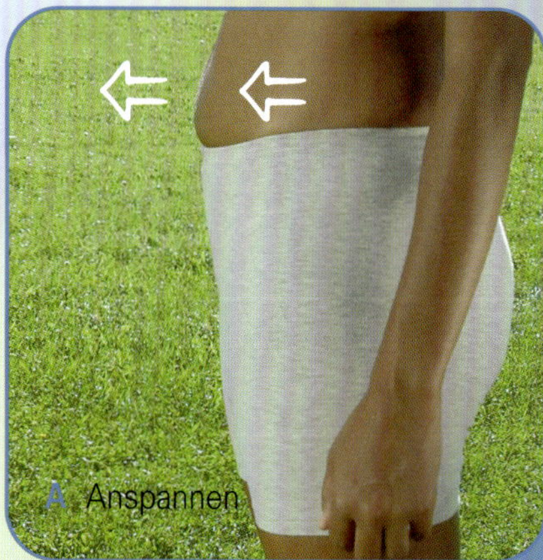
A Anspannen

Entspannung:

- Mit dem nächsten Ausatmen lassen Sie den Bauch wieder ganz locker.
- Lösen Sie alle Bauchmuskeln und entspannen. Lassen Sie jeden inneren Druck entweichen.
- → Spüren Sie, wie die Spannung aus dem Bauchbereich weicht und weniger, immer weniger wird. (Bild B – Bauch normal)
- Spüren Sie erneut einige Sekunden nach. Lassen Sie nun noch etwas mehr los und verstärken Sie dabei die Ausatmung.
- Ihre Bauchmuskeln sind jetzt wieder völlig entspannt. Ganz locker, gelöst und entspannt.

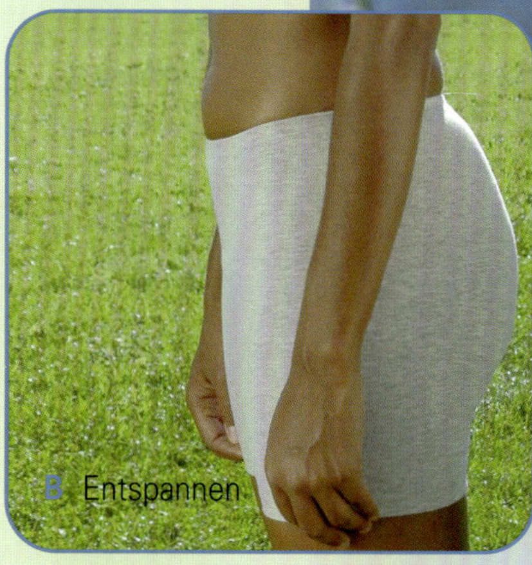
B Entspannen

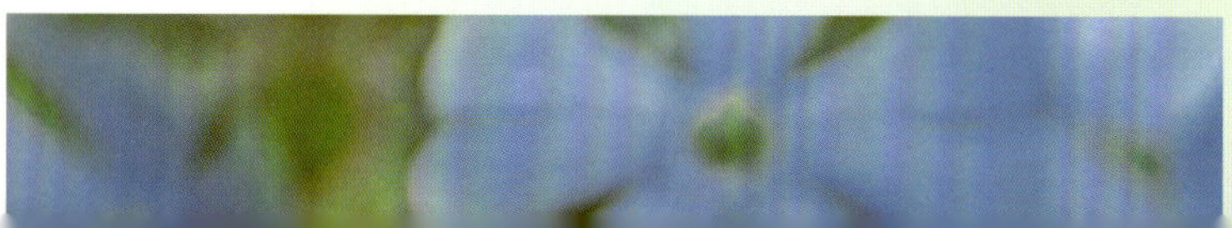

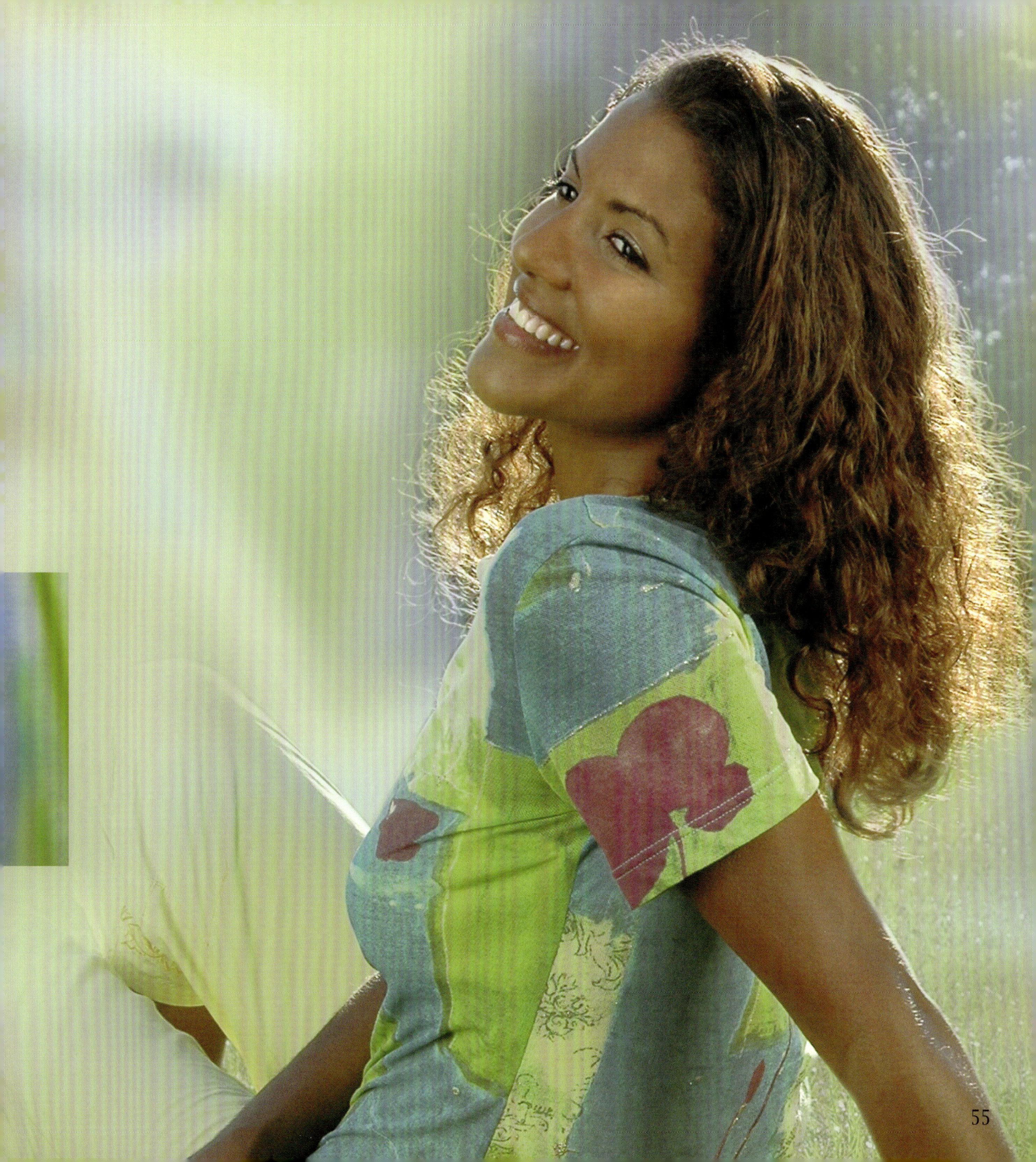

IV. Becken/Gesäß/Beine/Füße/Zehen

14. Rechten Oberschenkel anspannen

Der Gesäßbereich neigt im Allgemeinen nicht zu Verspannungen. Wer allerdings schon einmal Muskelkater dort gehabt hat, weiß wie groß und stark der Gesäßmuskel ist und welchen Belastungen er standhalten muss. Daher eignet er sich besonders gut zum Entspannungstraining. Fahrradfahren oder Treppensteigen trainiert die Gesäßmuskeln auf relativ einfache Weise. Die aktive Entspannung des Beckens, der Hüfte und der Oberschenkel erfordert dagegen einige Übung.

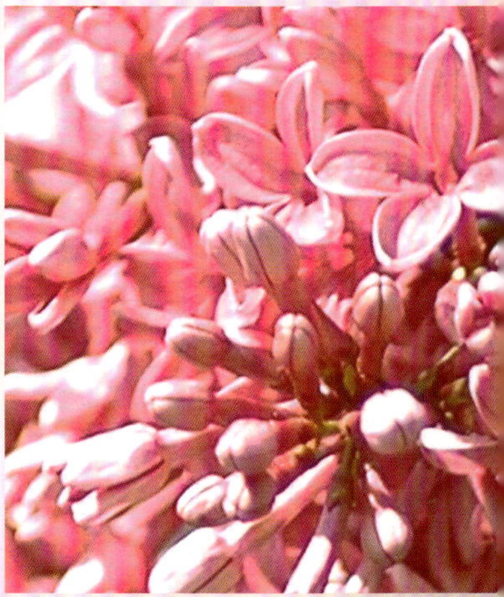

Anspannung:

- Lenken Sie Ihre Konzentration nun auf Ihren rechten Oberschenkel.
- Halten Sie die Knie hüftbreit auseinander. Führen Sie nun den rechten Oberschenkel zur Mitte und kneifen Sie dabei das Gesäß leicht zusammen. Das rechte Bein darf dabei ruhig etwas in den Boden drücken.
- → Achten Sie auf die leichte Anspannung im rechten Oberschenkel und im Gesäß. Atmen Sie dabei ganz ruhig weiter. (Bild A – Oberschenkel angespannt)
- Halten Sie die Anspannung für etwa 5 bis 10 Sekunden.

Entspannung:

- Mit dem nächsten Ausatmen lassen Sie wieder los.
- Bein und Gesäß finden in ihre bequeme und lockere Haltung zurück.
- → Spüren Sie, wie das leichte Gefühl der Anspannung immer mehr verschwindet. (Bild B – Oberschenkel locker)
- Spüren einige Sekunden nach. Registrieren Sie den Unterschied zwischen der Anspannung vorhin und der Entspannung jetzt.
- Gesäß und Oberschenkel sind jetzt wieder völlig entspannt. Ganz locker, gelöst und entspannt.

Anatomie:
In diesem Abschnitt sind für unsere Übungen vor allem die hinteren Hüft- und Gesäßmuskeln relevant. Von besonderer Bedeutung sind dabei der große, mittlere und der kleine Gesäßmuskel sowie die Außenroller und die sog. Adduktoren. Während die Gesäßmuskeln eine wichtige Rolle bei der Streckung im Hüftgelenk spielen, drehen die Außenroller die Beine nach außen und die Adduktoren ziehen sie heran. Der mächtige Muskelgürtel im Bereich von Gesäß und Hüfte beweist die zentrale Bedeutung des Hüftgelenks für das Gehen und Stehen. Die Streckermuskeln im Bein sind etwa 5x so stark wie die Beugemuskeln.

15. Linken Oberschenkel anspannen

Wenden Sie sich nun Ihrem linken Oberschenkel und dem linken Gesäßteil zu und wiederholen Sie die Übung in gleicher Weise wie zuvor auf der rechten Seite.

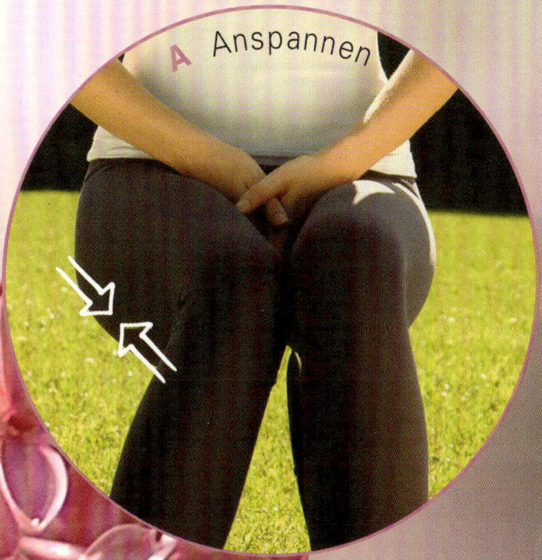

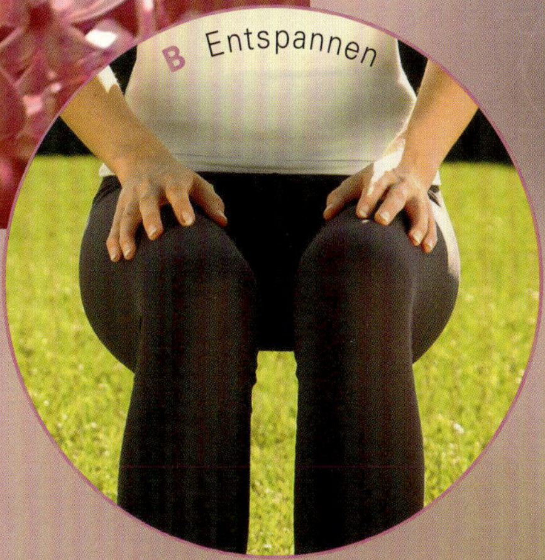

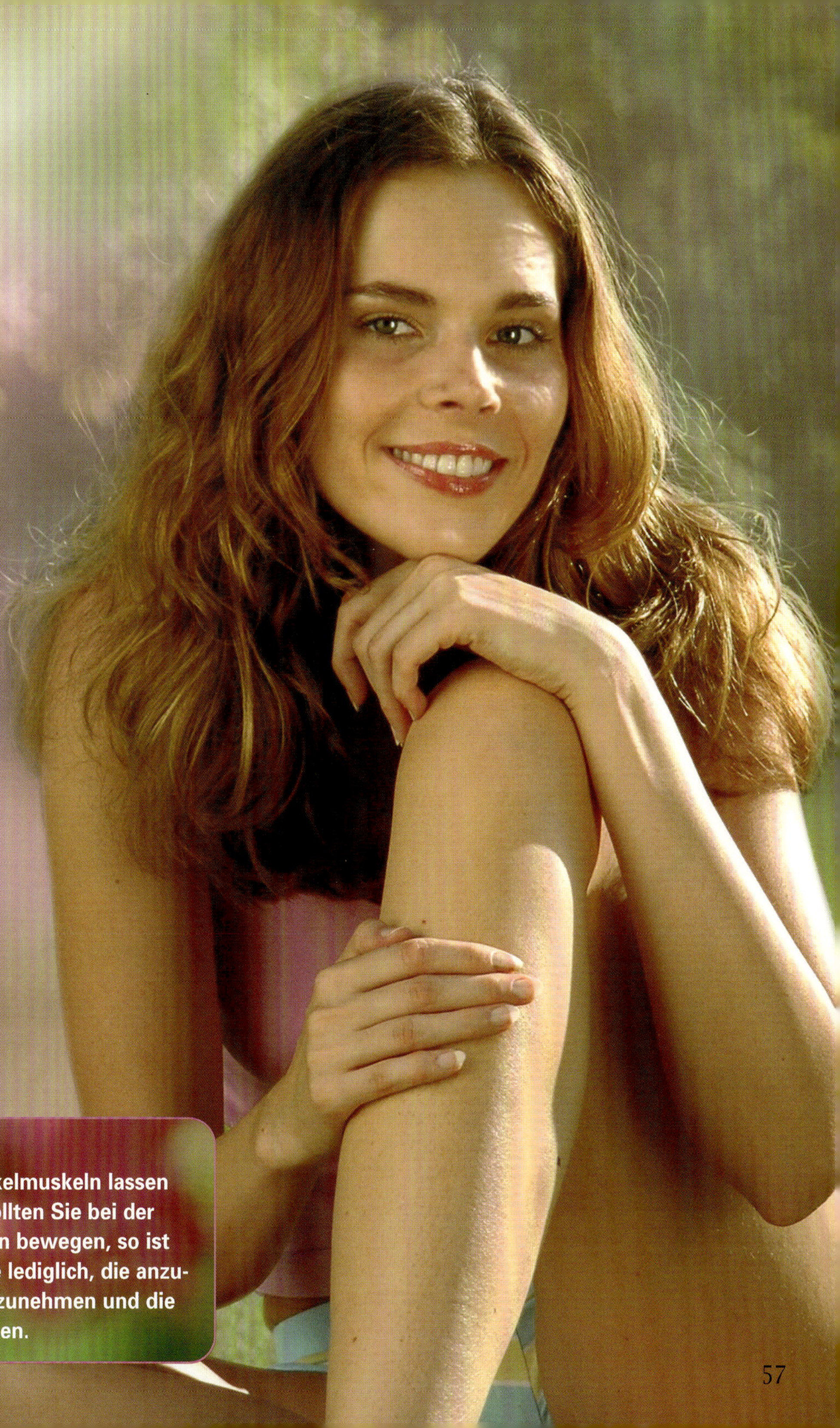

ACHTUNG!
Die Becken-, Gesäß- und Oberschenkelmuskeln lassen sich nur schwer isoliert bewegen. Sollten Sie bei der Anspannung mehrere Muskelgruppen bewegen, so ist das völlig in Ordnung. Versuchen Sie lediglich, die anzuspannenden Bereiche bewusst wahrzunehmen und die anderen möglichst entspannt zu lassen.

IV. Becken/Gesäß/Beine/Füße/Zehen

16. Rechten Unterschenkel anspannen

Wer den ganzen Tag auf den Beinen ist und arbeitet, wird zugeben, dass die Beine am Abend oft schwer und müde sind. Besonders die Füße sind dann gelegentlich geschwollen. Im Alter und bei bestimmten Krankheiten wie z. B. bei Diabetes müssen wir die Durchblutung in den Unterschenkeln und Füßen so gut wie möglich fördern. Mit der PMR können Sie dazu einen guten Beitrag leisten.

Anspannung:

- Lenken Sie Ihre Konzentration nun auf Ihren rechten Unterschenkel.
- Ziehen sie den rechten Fuß und die Zehen in Richtung Gesicht. Die Fersen bleiben am Boden.
- → Achten Sie auf die Gegenspannung von verlängerter Waden- und verkürzter Schienbeinmuskulatur. Atmen Sie dabei ganz ruhig weiter. (Bild A – Unterschenkel angespannt)
- Halten Sie die Anspannung für etwa 5 bis 10 Sekunden.

Entspannung:

- Mit dem nächsten Ausatmen lassen Sie wieder locker.
- Schienbein, Wade und Fuß finden in ihre bequeme und lockere Haltung zurück.
- → Spüren Sie, wie das leichte Gefühl der Anspannung nach und nach verschwindet (Bild B – Unterschenkel locker)
- Spüren Sie noch einige Sekunden nach. Registrieren Sie den Unterschied zwischen der Anspannung vorhin und der Entspannung jetzt.
- Ihr rechter Unterschenkel ist jetzt wieder völlig entspannt. Ganz locker, gelöst und entspannt.

ACHTUNG!
Die Wadenmuskulatur neigt gelegentlich zu Krämpfen. Manchmal kann Magnesiummangel die Ursache dafür sein. Spannen Sie bitte die Muskulatur immer nur so stark an, wie es gerade noch angenehm ist.

17. Linken Unterschenkel anspannen

Wenden Sie sich nun Ihrem linken Unterschenkel zu und wiederholen Sie die Übung in gleicher Weise wie zuvor auf der rechten Seite.

Anatomie:
Die Unterschenkelmuskeln lassen sich in drei Gruppen zusammenfassen: Wadenbeinmuskeln, Strecker und Beuger. Während die Strecker die Zehen in Richtung Gesicht ziehen und den großen Zeh strecken sind die Beuger u.a. für den Zehenstand verantwortlich. Der stärkste Beuger ist der dreiköpfige Wadenmuskel, der auch die Achillessehne bildet. Eine gut trainierte Wadenmuskulatur hilft über die sog. „Muskelpumpe“ den Blutfluss des Blutes aus den Füßen zurück zum Herzen zu verbessern.

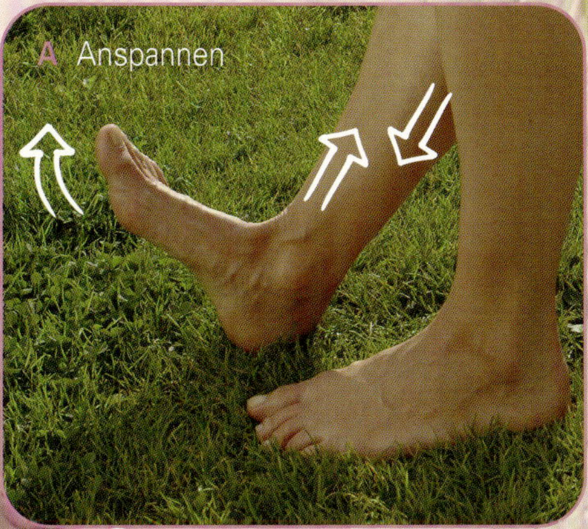

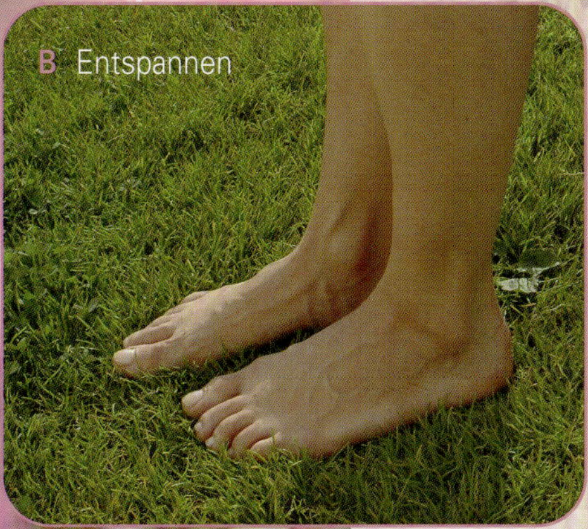

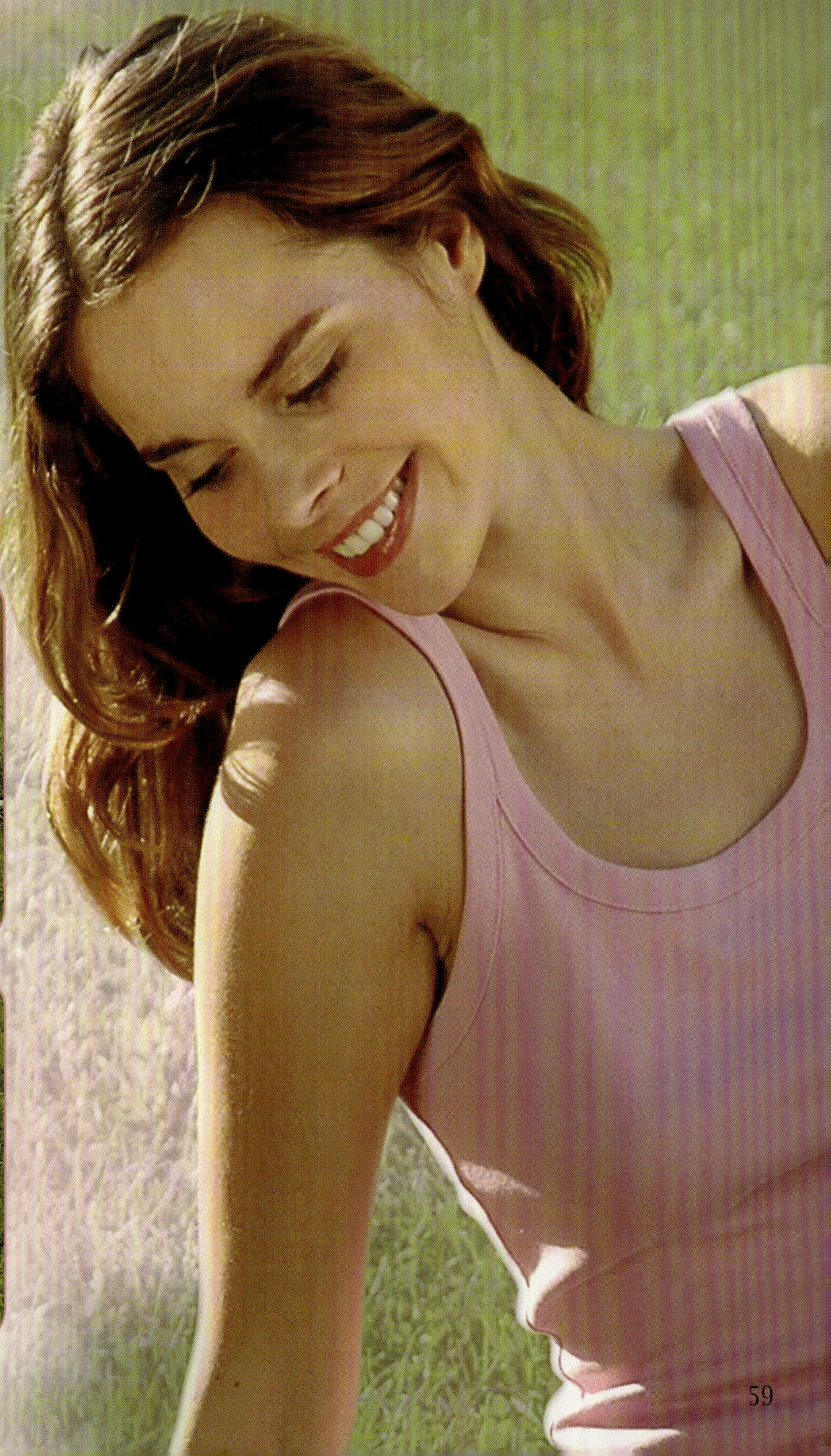

IV. Becken/Gesäß/Beine/Füße/Zehen

18. Rechten Fuß anspannen

Im Gegensatz zu den Vierfüßlern hat der Mensch mit seinen zwei Füßen nur zwei Lastenpunkte. Das Gleichgewicht ständig zu halten, ist für uns eine tägliche Herausforderung. Die Hauptbelastung der Füße liegt dabei auf den Zehenballen und auf der Ferse. Abends werden die Füße oft schwer und dick, so dass es angenehm sein kann, sie hoch zu legen. Zum Training der Progressiven Muskelrelaxation ziehen Sie am besten die Schuhe aus.

ACHTUNG!
Versuchen Sie, bei der Anspannung des Fußes alle anderen Muskeln gelöst und locker zu lassen. Stellen Sie die Füße hüftbreit auseinander und lassen Sie sie leicht nach außen fallen.

Anspannung:

- Lenken Sie Ihre Konzentration nun auf Ihren rechten Fuß.
- Spannen Sie den Fuß an, in dem Sie die Zehen stark nach unten krümmen. Stellen Sie sich vor, Sie müssten wie ein Affe mit den Zehen einen Ast umgreifen.
- → Spüren Sie das leichte Spannungsgefühl im rechten Fuß und in den Zehen. Atmen Sie dabei ganz ruhig weiter. (Bild A – rechter Fuß gekrümmt)
- Halten Sie die Anspannung für etwa 5 bis 10 Sekunden.

Entspannung:

- Mit dem nächsten Ausatmen lassen Sie wieder locker.
- Lösen Sie die Zehen, und entspannen Sie Ihre Fußmuskeln. Sie können die Zehen zur Lockerung dabei gerne ein wenig spreizen.
- → Spüren Sie den Unterschied zwischen der Anspannung vorhin und der Entspannung jetzt. Das leichte Gefühl der Anspannung wird weniger und verschwindet schließlich. (Bild B – rechter Fuß locker)
- Spüren Sie noch einige Sekunden nach. Erlauben Sie Ihrem Fuß und den Zehen, sich noch ein wenig mehr zu lösen. Genießen Sie das angenehme Gefühl der Lockerung und Lösung im ganzen Fuß.
- Ihr rechter Fuß ist jetzt wieder völlig entspannt. Ganz locker, gelöst und entspannt.

19. Linken Fuß anspannen

Wenden Sie sich nun Ihrem linken Fuß zu und wiederholen Sie die Übung in gleicher Weise wie zuvor auf der rechten Seite.

Anatomie:
Die Fußmuskeln bestehen aus zwei Hauptgruppen: Muskeln des Fußrückens und Muskeln der Fußsohle. Ferner besteht der Fuß aus einer ganzen Reihe von Sehnen und Bändern, die für die Stabilität des Fußes verantwortlich sind. Sie übernehmen u.a. die Längswölbung des Fußes. Dadurch wird die Körperlast federnd aufgefangen.

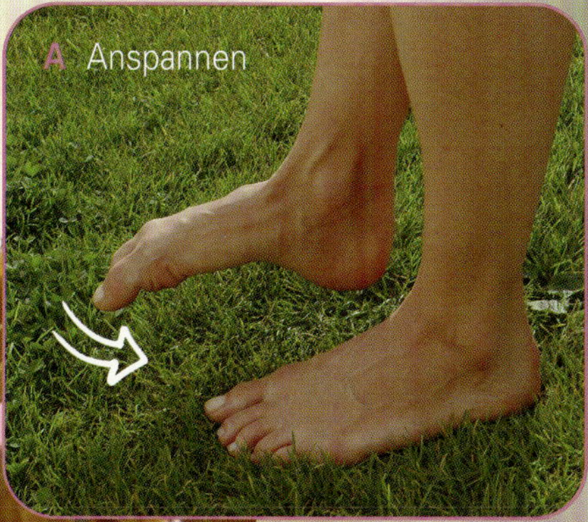

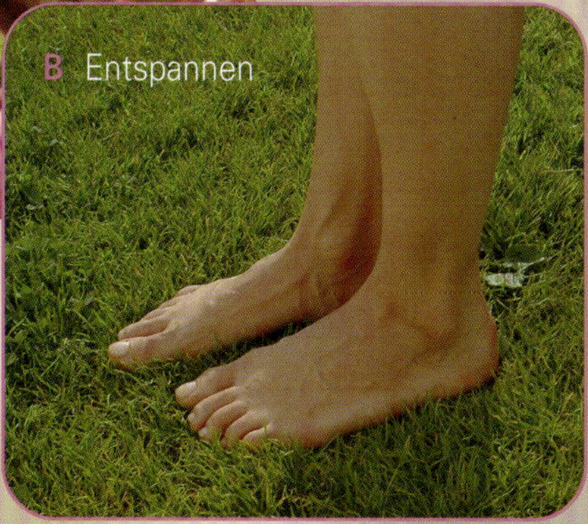

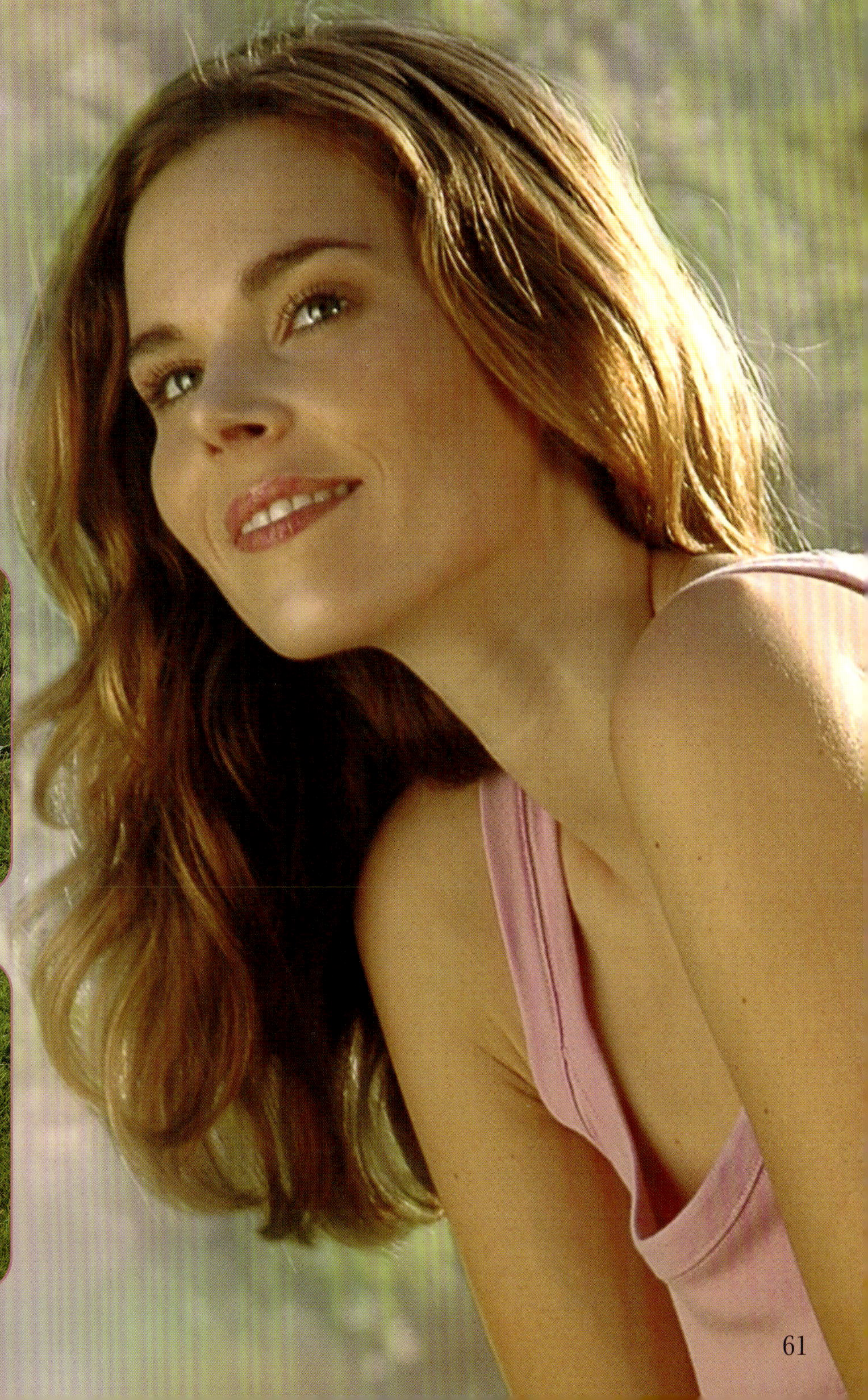

V. Atem und Rekapitulation

20. Atmen Sie ruhig und tief

Wenn Sie die einzelnen Muskelpartien nacheinander angespannt und entspannt haben, ist es wichtig, die Endentspannung weiter zu vertiefen und Ihre Konzentration auf Ihren Atem zu lenken.

- Beobachten Sie Ihren Atem und registrieren Sie, wie er ganz von selbst dahinströmt. Sie brauchen gar nichts dafür zu tun. Der Atem fließt wie von selbst.
- Verstärken Sie leicht die Ausatmung. So kommen Sie immer tiefer in die Entspannung hinein. Dafür können Sie sich gerne ca. 2 Minuten Zeit geben.

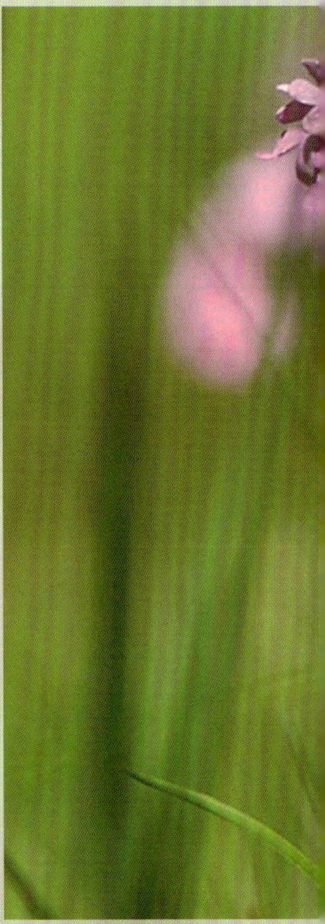

21. Noch einmal durch den ganzen Körper wandern...

- Genießen Sie das angenehme Gefühl der totalen Entspannung.
- Wandern Sie dann im Geiste noch mal durch Ihren ganzen Körper. Erleben Sie das Gefühl von Entspannung überall. In den Fingern, den Händen, in den Armen, in der Kopfhaut, der Stirn, in der Augenmuskulatur, um die Nase, in den Lippen, im ganzen Gesicht, im Unterkiefer, im Hals, dem Nacken, in den Schultern, dem ganzen Oberkörper, im Rücken vom Hals bis zum Gesäß, im Bauch, im Becken, in beiden Beinen, den Oberschenkel, den Waden und in den Füßen bis zu den Zehen.
- Machen Sie auch diese gedankliche Rekapitulation in aller Ruhe und nehmen Sie sich dafür die Zeit, die Sie brauchen.

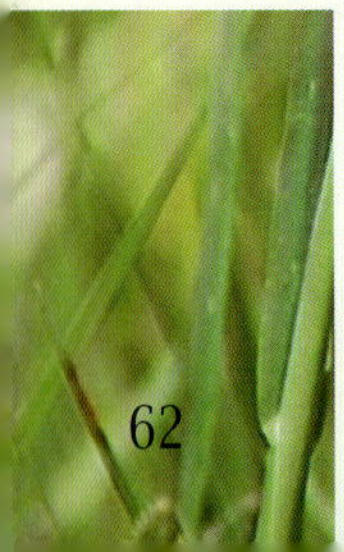

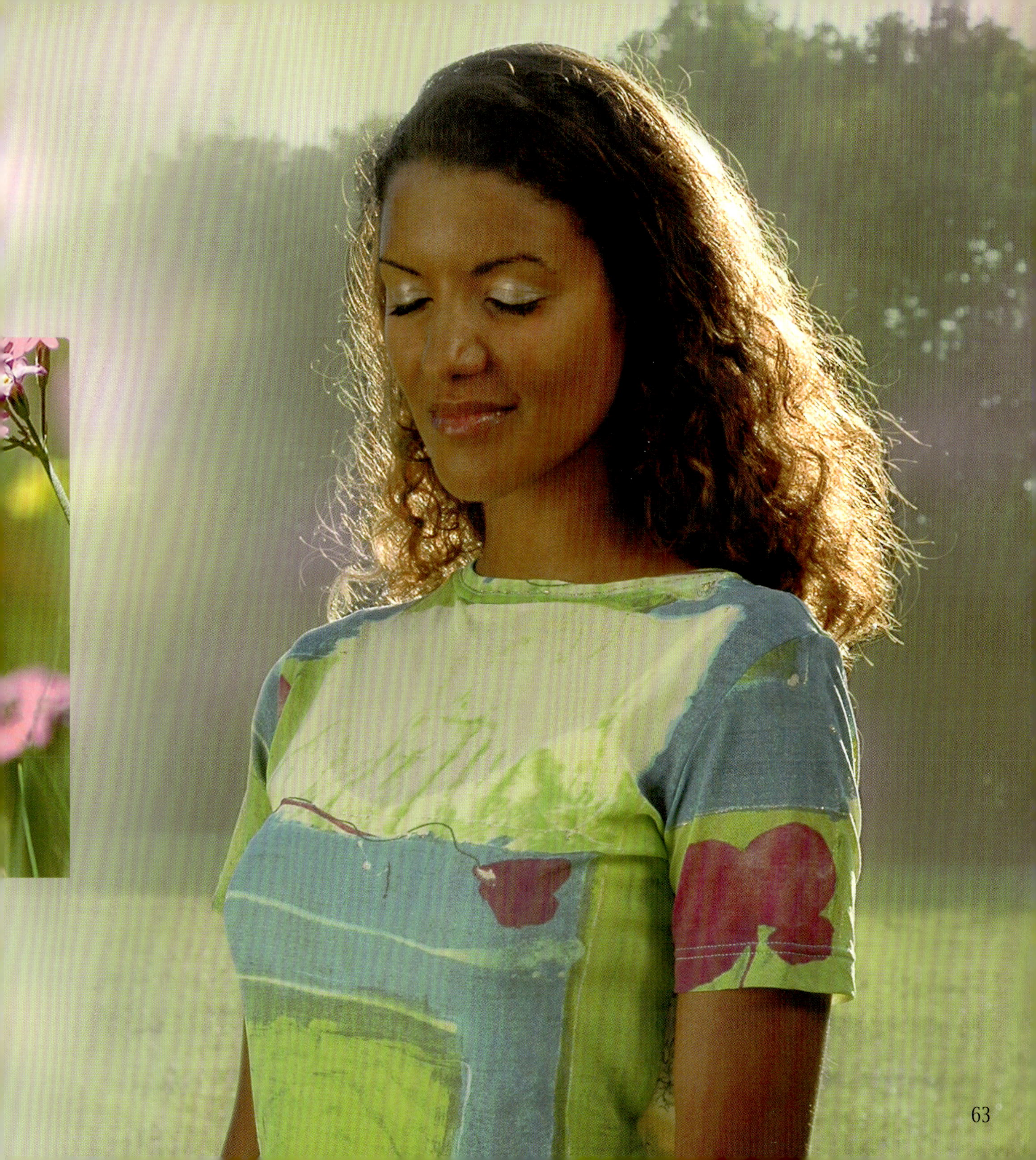

VI. Zurücknahme

Das Leben hat Sie wieder...

Beenden Sie die Entspannung grundsätzlich mit der Rücknahme. Die Rücknahme „legt" quasi den „Schalter" um und gibt Ihnen die Aktivität für den Alltag zurück. Durch die Rücknahme stellen sich Ihre vegetativen Körperfunktionen wieder auf den normalen Betrieb ein. Wenn Sie nach den Übungen allerdings einschlafen wollen, können Sie natürlich auf diese Maßnahme verzichten.

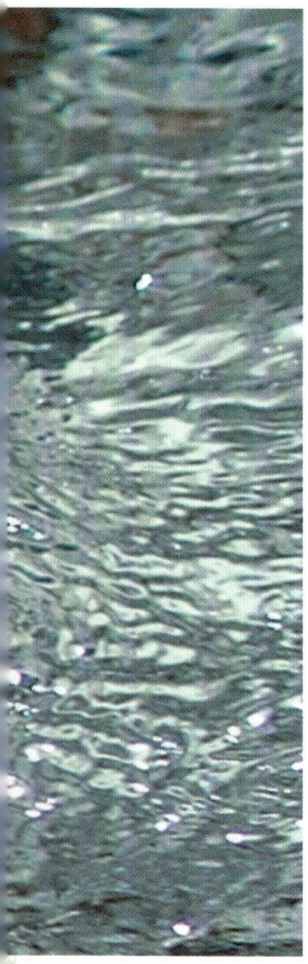

- Halten Sie zunächst die Augen noch ein wenig geschlossen. Beenden Sie aber für sich die Entspannung.
- Beginnen Sie dann langsam, die Füße und die Hände etwas zu bewegen. Strecken Sie die Arme und Beine aus und dehnen und räkeln Sie sich.

→ Spüren Sie beim Recken und Strecken Ihre ganze Körperlänge und breiten Sie sich so weit aus wie Sie wollen.

- Beginnen Sie sich langsam zu drehen und zu bewegen, so wie beim Aufstehen. Wenden Sie sich ein wenig hin und her, bis Sie das Gefühl haben, dass Sie wieder ganz klar und wach sind.
- Holen Sie einmal die Knie dicht zur Brust und strecken Sie dann Arme und Beine weit von sich.
- Öffnen Sie dann die Augen, atmen Sie tief durch und stehen Sie langsam auf. Strecken Sie sich noch einmal so richtig durch.

  Sie sind dann wieder frisch und bereit für den Tag.

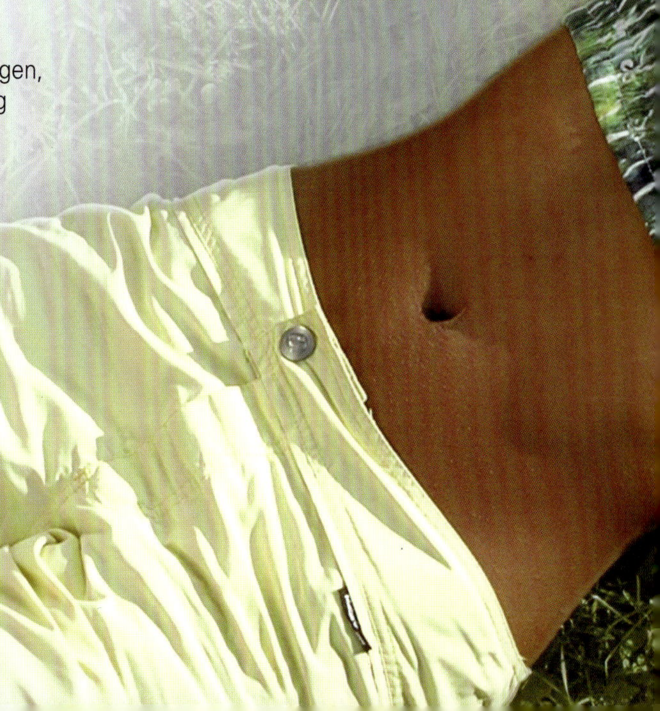

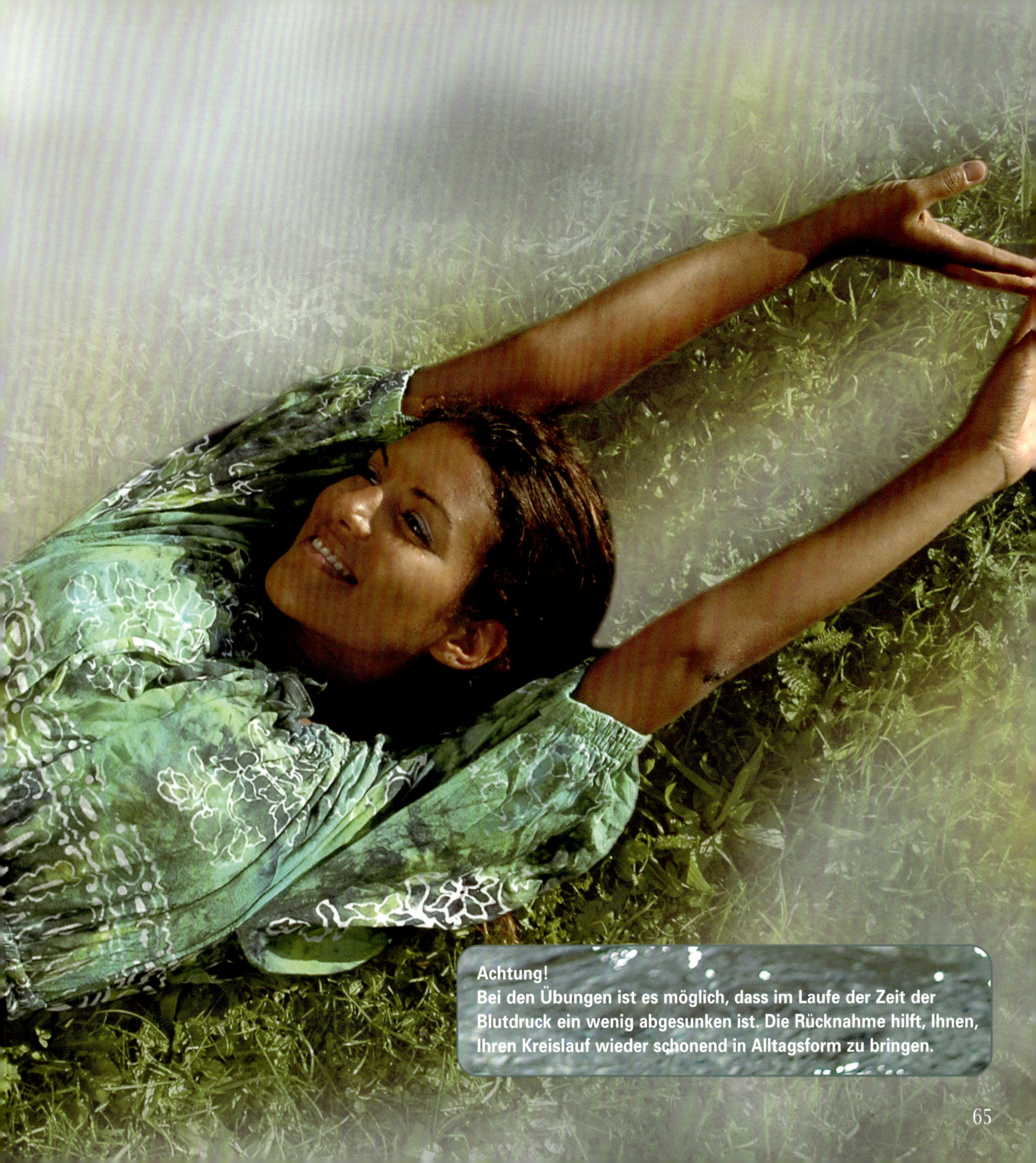

Achtung!
Bei den Übungen ist es möglich, dass im Laufe der Zeit der Blutdruck ein wenig abgesunken ist. Die Rücknahme hilft, Ihnen, Ihren Kreislauf wieder schonend in Alltagsform zu bringen.

Atemtraining:
So wichtig wie die Luft zum Atmen

Für einen längeren Atem....

Eine alte Weisheit sagt: „Atem ist Leben." Der Mensch kann tagelang ohne Nahrung leben, selbst Wasser können wir vorübergehend entbehren. Beim Atem jedoch ist es anders: Ohne Sauerstoff sterben wir innerhalb von einigen Minuten. Dennoch versorgt uns die Atmung nicht nur mit Luft, Atmung ist viel mehr: Richtiges Atmen liefert Kraft und Lebensenergie. Schon vor langer Zeit lehrten uns alte Schriften die Übungen des kontrollierten Atmens.

Jeder, der wie ein Sänger oder Sportler, auf einen langen, tragenden Atem angewiesen ist, kennt drei Grundarten der Atmung:

- Oberflächliche Atmung (in die Schulter oder die Schlüsselbeine)
- Mittlere Atmung (in die Brust)
- Tiefe Atmung (in den Bauch)

Atem steht für die Fähigkeit, Leben aufzunehmen.

Eine wohltuende, regelgerechte Atmung vereint alle drei Atmungstypen. Sie beginnt zunächst im oberen Brustbereich, zieht sich über den gesamten Brustkorb und endet unter dem Zwerchfell im unteren Bauchraum. Die meisten Menschen atmen zu flach und vergeuden damit wertvolle Energie. Richtiges Atmen bedeutet: durch die Nase bei geschlossenem Mund tief ein- und ausatmen. Dabei sind dann beide Lungenflügel und das Zwerchfell voll beteiligt.

ACHTUNG!
Bei zu heftiger und tiefer Atmung (Hyperventilation) kann unter Umständen Schwindel oder ein Kribbeln auftreten. Dann haben Sie zu schnell zu viel Kohlendioxid (CO2) abgeatmet. In diesem Fall sollten Sie einfach die Hände vor Nase und Mund halten und ein wenig von der ausgeatmeten, „schlechten" Luft zurückatmen. Dann geht es Ihnen schnell wieder besser.

Beim Einatmen senkt sich das Zwerchfell. Dabei leitet es die Luft über die Brust in den Bauchraum hinab; der Bauch wölbt sich nach außen. Beim Ausatmen hebt sich das Zwerchfell wieder und verkleinert den Brustraum; der Bauch zieht sich wieder zusammen. Richtiges Atmen entspannt. Vor den Übungen der Progressiven Muskelrelaxation sollten Sie in jedem Fall mindestens dreimal tief ein- und ausatmen. Es empfiehlt sich, die Ausatmung dabei nach und nach etwas zu verstärken.

Kontrolliertes Atmen ist ein wichtiger Baustein bei der PMR, erfordert aber ebenso ein wenig Übung. Richtiges Atmen entspannt und fördert die Konzentration. Probieren Sie's doch einfach mal. Begeben Sie sich in eine bequeme Position und schließen Sie die Augen. Stimmen Sie sich zunächst ein mit der Formel: „Umgebung ist ganz gleichgültig!" Vertiefen Sie dann ein wenig die Ausatmung und halten Sie nach jeder folgenden Einatmung den Atem für einige Sekunden an. Nach ca. 5 „Runden" sind Sie wesentlich ruhiger und gelassener.

Erweitern Sie Ihr Entspannungspotential mit der Wechselatmung...

Zur Ergänzung Ihres Entspannungstrainings mit der PMR eignet sich ganz besonders die Wechselatmung. Genau wie die PMR ist die Wechselatmung im Grunde Entspannung mit System. Es handelt sich dabei um einen Atmungskreis bestehend aus Einatmung, Atem anhalten und Ausatmung. Das Prinzip sei hier in Kürze erwähnt:

1. Setzten Sie sich bequem hin und schließen Sie die Augen.
2. Führen Sie die rechte Hand zur Nase. Die linke Hand ruht locker auf dem Oberschenkel.
3. Halten Sie das rechte Nasenloch mit Ihrem rechten Daumen geschlossen und atmen Sie durch das offene linke Nasenloch ein. Zählen Sie bis vier.
4. Schließen Sie nun auch das linke Nasenloch - mit Ihrem rechten Ringfinger. Halten Sie den Atem an und zählen Sie dabei bis zwölf.
5. Atmen Sie durch das rechte Nasenloch aus. Das linke Nasenloch bleibt dabei durch den Ringfinger verschlossen. Zählen Sie bis acht.
6. Atmen Sie nun durch das rechte Nasenloch ein. Halten Sie dabei weiter das linke Nasenloch mit Ihrem rechten Ringfinger geschlossen. Zählen Sie bis vier.
7. Atem anhalten. Wieder beide Nasenlöcher mit Daumen und Ringfinger schließen und bis zwölf zählen.
8. Schließlich atmen Sie durch das linke Nasenloch aus und schließen dabei das rechte mit dem Daumen. Zählen Sie bis acht.

ACHTUNG!
Wiederholen Sie diesen Zyklus einige Male. Obwohl es sich um eine physische Übung handelt, können Sie auf diese Weise die Sinne beruhigen, den Geist klären und die seelische Verfassung ausgleichen.

Übungsteil

CD Track 4

Aufbauprogramm

Vorbereitung: Lockern, Lösen, Loslassen...

Übung macht den Meister...

Wenn es allerdings um Entspannung geht, sollten Sie diese Weisheit nicht allzu zu sportlich nehmen. Dennoch gibt es „Entspannungsprofis" und solche, die es noch werden wollen. Es macht also Sinn, die Übungsweise an die verfügbare Zeit und an den Trainingszustand anzupassen. Wenn Sie sich mit der Langform der Progressiven Muskelrelaxation schon sicher fühlen, dann können Sie auch mit der Kurzform erfolgreich entspannen. Sie erfolgt in 10 Einzelschritten und dauert rund 15 Minuten. Bei der Kurzform werden nicht mehr alle Muskelgruppen isoliert trainiert, sondern teilweise zusammengefasst. So sparen Sie etwas Zeit. Doch Vorsicht: Nicht jeder, der schneller übt, entspannt sich auch besser. Sie sollten sich Ihre Auszeit gönnen, wann immer Sie es für richtig halten. Nehmen Sie sich die Zeit, die Sie brauchen – Ihr Körper dankt es Ihnen.

Was bringt die Übung?

Mit der „Kurzform" der PMR können Sie nach und nach erreichen, sich auch in bestimmten Stressmomenten auf den Punkt hin zu entspannen. Dies erfordert ein wenig Übung, stellt vielen Menschen aber in der Hektik des Alltags eine große Hilfe dar.

Kurzform der PMR:

In 10 Schritten zu

Zur besseren Übersicht zeigt Tabelle 2 die einzelnen Übungsschritte bei der Kurzform der Progressiven Muskelrelaxation (PMR):

Schritt	Körperbereich	Aktion
1	**Hand / Unterarm rechts**	Faust ballen, Unterarm anspannen
2	**Hand / Unterarm links**	Faust ballen, Unterarm anspannen
3	**Oberarm rechts**	Arm beugen, Bizeps anspannen
4	**Oberarm links**	Arm beugen, Bizeps anspannen
5	**Gesicht**	Stirn runzeln, Augen zukneifen, Nase rümpfen
6	**Schultern / Nacken**	Schultern hochziehen, Kopf auf die Brust legen
7	**Rückenmuskulatur**	Schulterblätter zum leichten Hohlkreuz zusammenziehen
8	**Bauchmuskulatur**	Bauch einziehen und Bauchdecke anspannen
9	**Oberschenkel / Gesäß**	Oberschenkel anspannen und Gesäß zusammenkneifen
10	**Unterschenkel / Füße**	Zehen zum Gesicht ziehen, Waden anspannen

Tab. 2: Übersicht über die Übungsteile bei der Kurzform der Progressiven Muskelrelaxation (10 Schritte)

Nehmen Sie nun wieder Ihre bequeme Position im Sitzen oder Liegen ein und achten Sie darauf, dass Ihre Körperhaltung möglichst bequem ist.

Lenken Sie Ihre Gedanken langsam nach innen und spüren Sie das ganze Gewicht Ihres Körpers. Sollten Sie mit Ihren Gedanken einmal abschweifen, so ist das kein Problem. Steuern Sie Ihre Aufmerksamkeit auch vor der Kurzform der PMR zunächst wieder auf Ihren Atem. Verlängern Sie die Ausatmung und atmen Sie dreimal tief ein und aus.

ACHTUNG!
In der Kürze liegt zwar die Würze, nicht immer aber die Entspannung. Üben Sie erst mit der Kurzform, wenn Ihnen die Langform bereits vertraut ist.

Übungsbereich I:

Finger/Hände/Unterarme/Oberarme

1. Rechte Faust ballen

Anspannung:

- Lenken Sie Ihre Konzentration nun auf Ihre rechte Hand. Spüren Sie das ganze Gewicht in Ihrem Unterarm, in der Hand, in den Fingern.
- Schließen Sie die Augen und atmen Sie ruhig durch die Nase. Ballen Sie nun die rechte Faust und spannen Sie dabei den rechten Unterarm an.
- → Spüren Sie deutlich das leichte Spannungsgefühl im ganzen Unterarm. Atmen Sie dabei ganz ruhig weiter.
- Halten Sie die Anspannung in der rechten Hand für etwa 5 bis 10 Sekunden.

Entspannung:

- Mit dem nächsten Ausatmen öffnen Sie die Faust wieder und entspannen Hand und Unterarm.
- Lassen Sie die Hand und die Finger ganz locker und spüren Sie das neue Gefühl nach dem Loslassen der leichten Anspannung.
- → Registrieren Sie den Unterschied zwischen der leichten Anspannung vorhin und dem Loslassen der Muskeln jetzt.
- Spüren Sie noch einige Sekunden nach. Die rechte Hand ist nun wieder vollkommen entspannt. Ganz locker, gelöst und entspannt.

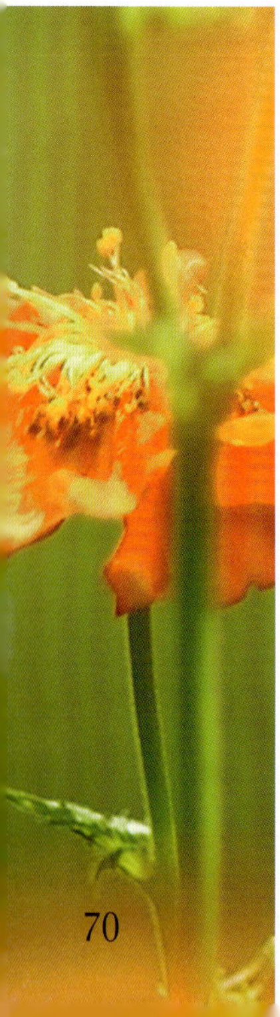

2. Linke Faust ballen

Wiederholen Sie nun die Übung in gleicher Weise mit der linken Hand.

ACHTUNG!
Spannen Sie die Hand nur so stark an, wie es gerade noch angenehm ist. Dabei ruhig weiteratmen und nicht pressen. Alle anderen Muskeln sind locker, gelöst und entspannt.

ACHTUNG!
Konzentrieren Sie sich auf die Spannung im rechten Oberarm. Alle anderen Muskeln bleiben möglichst entspannt.

3. Rechten Oberarm anspannen

Anspannung:

- Lenken Sie Ihre Konzentration auf Ihren rechten Oberarm. Spüren Sie das ganze Gewicht Ihres Armes.
- Schließen Sie die Augen und winkeln Sie den Ellenbogen so weit an, dass Ihre Hand fast die rechte Schulter berühren kann.
- → Achten Sie auf das Gefühl der leichten Anspannung. Atmen Sie dabei ganz ruhig weiter.
- Halten Sie die Anspannung im Arm für etwa 5 bis 10 Sekunden.

Entspannung:

- Mit dem nächsten Ausatmen legen Sie den Arm wieder ab und lassen vollständig los.
- Lassen Sie den Arm ganz locker und spüren Sie das neue Gefühl nach der Anspannung.
- → Registrieren Sie den Unterschied zwischen Anspannung und Entspannung im rechten Arm.
- Spüren Sie in aller Ruhe noch einige Sekunden nach. Der rechte Arm ist nun wieder vollkommen entspannt. Ganz locker, gelöst und entspannt.

4. Linken Oberarm anspannen

Wiederholen Sie nun die Übung in gleicher Weise mit dem linken Oberarm.

Übungsbereich II:
Kopf/Gesicht/Hals

5. Die Augen zusammenkneifen

Anspannung:

- Richten Sie Ihre Aufmerksamkeit auf das ganze Gesicht. Schließen Sie die Augen und konzentrieren Sie sich auf einen Punkt zwischen den Augenbrauen.
- Kneifen Sie nun beide Augen zusammen und beißen Sie leicht die Zähne aufeinander.
- Schneiden Sie schließlich eine Grimasse, als würden Sie auf eine sauere Zitrone beißen.

→ Achten Sie auf das Gefühl der Anspannung im Gesichtsbereich. Atmen Sie dabei ruhig durch die Nase.

- Halten Sie die Anspannung für etwa 5 bis 10 Sekunden.

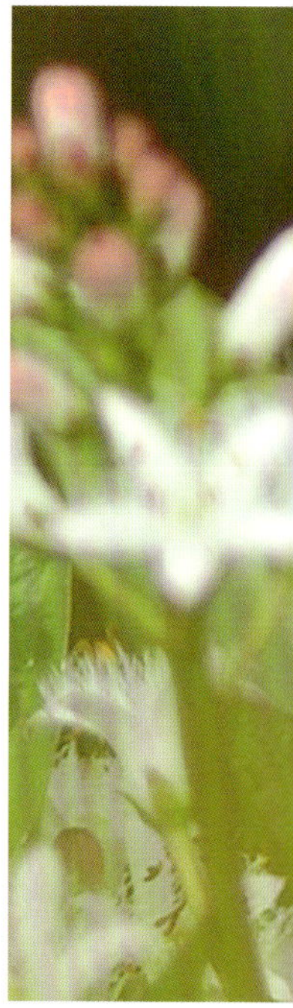

Entspannung:

- Mit dem nächsten Ausatmen lassen Sie wieder vollständig los.
- Entspannen Sie Augen, Kiefer, Nase und Stirn und spüren Sie die Lockerung in der gesamten Gesichtspartie.

→ Registrieren Sie den Unterschied zwischen der leichten Anspannung vorhin und dem Loslassen der Muskeln jetzt.

- Spüren Sie noch einige Sekunden nach. Registrieren Sie das angenehme Gefühl der gelockerten Muskeln.
- Das Gesicht ist nun wieder weich und entspannt. Ganz locker, gelöst und entspannt.

ACHTUNG!
Die Augen und Zähne nur so stark zusammenpressen, wie es gerade noch angenehm ist. Bei Zahnschmerzen lassen Sie diese Übung am besten aus.

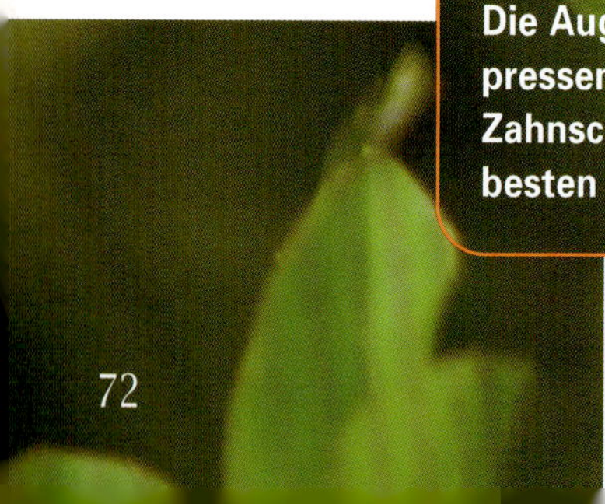

Übungsbereich III:

Schultern/Rumpf/Rücken/Brust/Bauch

6. Schultern hochziehen

Anspannung:

- Wenden Sie sich nun Ihren Schultern zu. Spüren Sie, wie Nacken und Schultern sich anfühlen.
- Lassen Sie die Schultern zunächst locker hängen. Ziehen Sie dann beide Schultern hoch in Richtung Ohren.
- → Beachten Sie das leicht ziehende Gefühl in der Schultermuskulatur. Der Kopf liegt gerade auf.
- Halten Sie die Anspannung für etwa 5 bis 10 Sekunden.

Entspannung:

- Mit dem nächsten Ausatmen lassen Sie die Schultern wieder sinken und entspannen.
- Lassen Sie die Schultern ganz locker herunterhängen und spüren Sie die neue Situation nach der Anspannung
- → Achten Sie auf das angenehme Gefühl der Lockerung im Vergleich zur Anspannung eben.
- Spüren Sie noch einige Sekunden nach. Lassen Sie zu, dass sich das Gefühl der Entspannung im ganzen Schulterbereich immer weiter ausbreitet.
- Schultern und Nacken sind jetzt wieder weich und entspannt. Ganz locker, gelöst und entspannt.

ACHTUNG!
Bleiben Sie bei dieser Übung im Rücken gerade. Sinken Sie nicht in sich zusammen, sondern bewegen Sie nur die Schulterpartie

Übungsbereich III:
Schultern/Rumpf/Rücken/Brust/Bauch

7. Rückenmuskulatur anspannen, Schultern nach hinten ziehen

Anspannung:

- Konzentrieren Sie sich nun auf Ihren Rücken. Spüren Sie die gesamte Länge Ihres Rückens.
- Ziehen Sie beide Schulterblätter nach hinten, so dass ein leichtes Hohlkreuz entsteht. Die Brust wölbt sich dabei sachte nach vorn.
- → Achten Sie auf das leicht ziehende Gefühl in der Rückenmuskulatur. Atmen Sie dabei tief in den Bauch hinein.
- Halten Sie die Anspannung für etwa 5 bis 10 Sekunden.

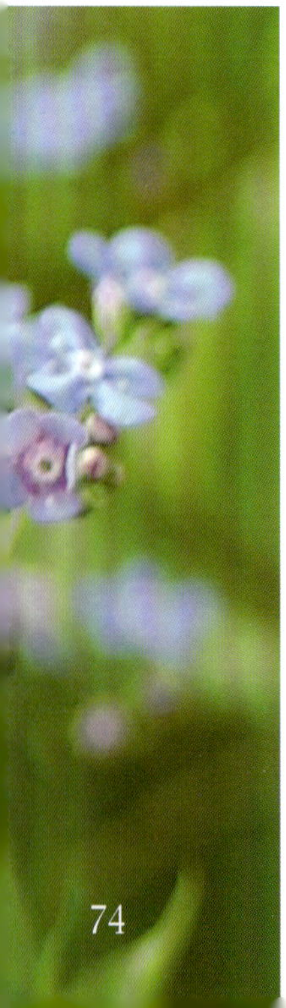

Entspannung:

- Mit dem nächsten Ausatmen lassen Sie die Schultern wieder los und entspannen alle Muskeln im Bereich von Rücken, Hals und Wirbelsäule.
- Lösen Sie die Schultern noch ein wenig mehr und lehnen Sie den Rücken wieder bequem an.
- → Bemerken Sie den Unterschied zwischen der Anspannung vorhin und der Entspannung jetzt.
- Spüren Sie beim Nachspüren, wie die Spannung aus Ihrem Rücken langsam abfällt und weniger und weniger wird.
- Rücken und Rumpf sind jetzt wieder völlig entspannt. Ganz locker, gelöst und entspannt.

ACHTUNG!
Rückenprobleme auf der Basis allgemeiner Stresserscheinungen oder Verspannungen lassen sich mit der PMR günstig beeinflussen. Rückenschmerzen sollten allerdings nicht verharmlost werden. Wenn Ihnen der Rücken dauerhaft Beschwerden bereitet, empfiehlt sich eine ärztliche Abklärung.

8. Bauch nach innen ziehen

Anspannung:

- Lenken Sie Ihre Konzentration nun auf Ihren Bauch.
- Bauen Sie nun eine leichte Spannung auf, indem Sie den Bauch etwas nach innen ziehen.
- → Spüren Sie das leichte Gefühl der Anspannung im Bauchbereich. Halten Sie den Atem dabei nicht an.
- Halten Sie die Anspannung für etwa 5 bis 10 Sekunden.

Entspannung:

- Mit dem nächsten Ausatmen lassen Sie den Bauch wieder los. Lösen Sie die Bauchmuskeln und entspannen.
- → Bemerken Sie, wie der Bauch nach der leichten Anspannung wieder ganz weich und entspannt ist.
- Spüren Sie noch einige Sekunden nach. Lassen Sie innerlich ganz locker. Der Bauch ist jetzt wieder völlig entspannt. Ganz locker, gelöst und entspannt.

ACHTUNG!
Sollten Sie beim Einziehen des Bauches Schwierigkeiten haben, so können Sie den Bauch auch dadurch anspannen, dass Sie ihn herausstrecken. Atmen Sie vorher tief ein.

Übungsbereich IV:
Becken/Gesäß/Beine/Füße/Zehen

9. Oberschenkel und Gesäß anspannen

Anspannung:

- Richten Sie nun Ihre Aufmerksamkeit auf die Gesäß- und Oberschenkelmuskulatur.
- Halten Sie die Knie zunächst hüftbreit auseinander. Führen Sie dann die Beine zusammen und kneifen Sie das Gesäß mit mittlerer Kraft zusammen.
- → Spannen Sie Gesäß und Oberschenkel ein wenig mehr an, indem Sie gleichzeitig Ihre Oberschenkel weiter an den Untergrund drücken.
- Achten Sie auf die leichte Anspannung in den Oberschenkeln und im Gesäß. Atmen Sie dabei ganz ruhig weiter.
- Halten Sie die Anspannung für etwa 5 bis 10 Sekunden.

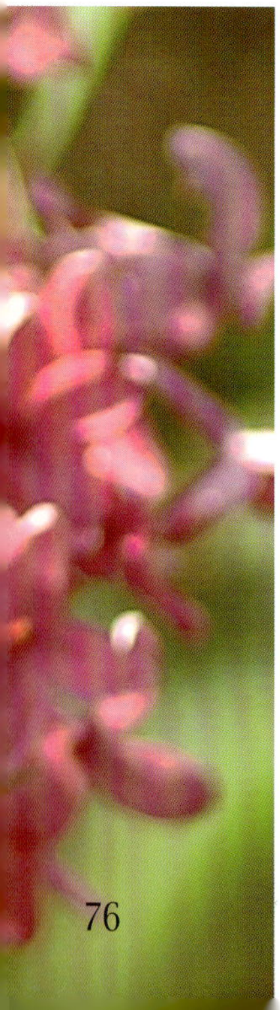

Entspannung:

- Mit dem nächsten Ausatmen lassen Sie wieder los. Beine und Gesäß finden in ihre bequeme und lockere Haltung zurück.
- → Nehmen Sie wahr, wie das leichte Gefühl der Anspannung immer mehr verschwindet.
- Spüren einige Sekunden nach. Registrieren Sie den Unterschied vor und nach der Anspannung.
- Gesäß und Oberschenkel sind jetzt wieder völlig entspannt. Ganz locker, gelöst und entspannt.

ACHTUNG!
Durch regelmäßiges Training der Gesäß- und Beckenmuskulatur können Sie präventiv auch gegen Beschwerden wie Hüftarthrose, Beckenbodenschwäche oder Hämorrhoiden vorgehen.

10. Füße hochziehen, Unterschenkel anspannen

Anspannung:

- Zum Abschluss lenken Sie Ihre Konzentration nun auf die Füße und Unterschenkel.
- Ziehen sie die Zehen in Richtung Gesicht und spannen Sie die Waden an. Die Fersen bleiben am Boden.
- → Achten Sie auf die Gegenspannung von verlängerter Waden- und verkürzter Schienbeinmuskulatur.
- Halten Sie die Anspannung für etwa 5 bis 10 Sekunden.

Entspannung:

- Mit dem nächsten Ausatmen lassen Sie wieder locker und entspannen.
- Schienbein, Waden und Füße finden in ihre bequeme und lockere Haltung zurück.
- → Spüren Sie, wie das leichte Gefühl der Anspannung nach und nach verschwindet. Registrieren Sie den Unterschied zwischen der Anspannung vorhin und der Entspannung jetzt.
- Spüren Sie noch einige Sekunden nach. Ihre Unterschenkel sind jetzt wieder völlig entspannt. Ganz locker, gelöst und entspannt.

ACHTUNG!
Eine kräftige Wadenmuskulatur unterstützt über die Venenpumpe den Rückfluss des Blutes. Spannen Sie dennoch die Muskulatur immer nur so stark an, wie es für Sie gerade noch angenehm ist.

Übungsbereich V:

Endentspannung: Rekapitulation und Atem

Zu guter Letzt...

Zum Ausklang der Übungen gehen Sie in Gedanken noch einmal durch alle Muskelgruppen, die Sie gerade angespannt haben. Nach den Einzelschritten ist es wichtig, den Körper als Ganzes in die Endentspannung zu führen. Lassen Sie also noch etwas mehr los und vor allem: wollen Sie nichts!

- Beobachten Sie Ihren Atem und registrieren Sie, wie er ganz von selbst dahinströmt: „Es atmet" Sie.
- Verstärken Sie leicht die Ausatmung. So kommen Sie immer tiefer in die Entspannung hinein.

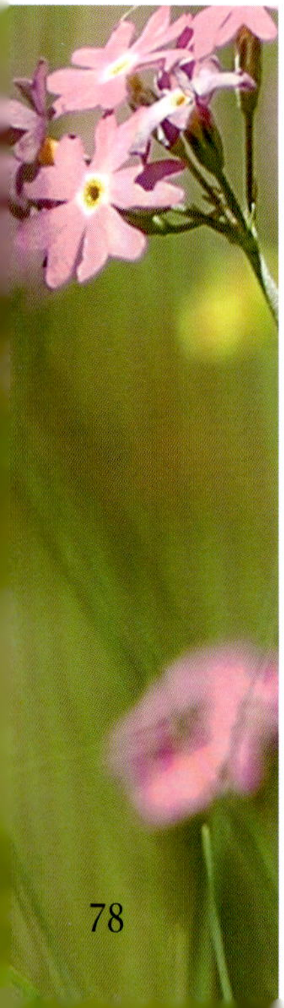

Noch einmal durch den ganzen Körper wandern ...

- Genießen Sie das angenehme Gefühl der totalen Entspannung.
- Wandern Sie dann im Geiste noch mal durch Ihren ganzen Körper. Erleben Sie das Gefühl von Entspannung überall.
- Machen Sie auch diese gedankliche Rekapitulation in aller Ruhe und nehmen Sie sich dafür die Zeit die Sie brauchen.

Achtung:
Um besser in die Tiefenentspannung zu gelangen, kann es sinnvoll sein, für etwa 5 Sekunden noch einmal alle Muskeln zusammen anzuspannen und dann abrupt loszulassen.

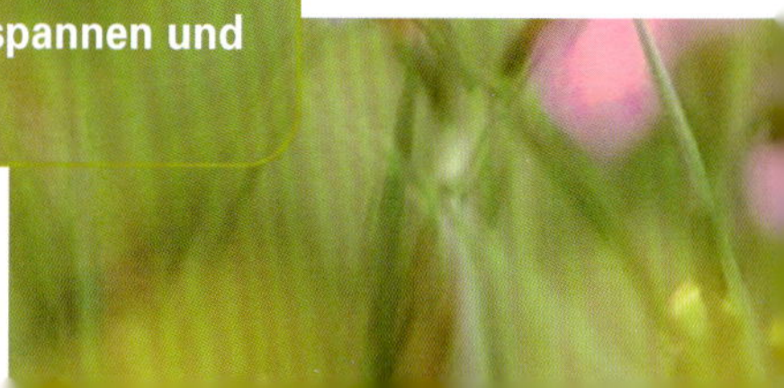

Übungsbereich VI: Zurücknahme

Rufen Sie die Lebensgeister zurück...

Beenden Sie allmählich die Entspannung mit der Rücknahme. Durch die Rücknahme stellen sich Ihre vegetativen Körperfunktionen wieder auf den normalen Betrieb ein.

- Fangen Sie langsam an, die Füße und die Hände etwas zu bewegen. Strecken Sie die Hände und Füße aus und dehnen Sie sich immer mehr und mehr.
- Strecken und räkeln Sie sich – so wie beim Aufstehen – bis Sie wieder ganz klar und wach sind.
- Zum Schluss: Augen weit öffnen und dreimal kräftig durchatmen.

Achtung:
Nach den Übungen kann der Blutdruck unter Umständen niedriger sein als Sie es gewohnt sind. Mit der Rücknahme können Sie Ihren Kreislauf unmittelbar nach dem Entspannungstraining wieder in Schwung bringen.

Sie sind jetzt wieder frisch und bereit für den Tag.

PMR in Ihrer speziellen Situation: Entspannung individuell

Die PMR als Allzweckwaffe...

Sicher – es gibt viele Beschwerden oder Krankheiten, die eine medikamentöse oder operative Behandlung erforderlich machen. Dennoch gibt es viele Menschen mit Leiden, bei denen eben solche Eingriffe nicht weiter helfen, sprich zu keiner Besserung führen. Hier kann die Progressive Muskelrelaxation (PMR) eine mögliche Hilfe darstellen. Aber nicht nur dies: Zu einem modernen Gesundheitskonzept gehört heute vor allem auch der ganze Bereich der Vorsorge (Prophylaxe). Hierbei geht es um Therapieansätze, die das Auftreten von bestimmten Krankheiten oder Beeinträchtigen bereits im Vorfeld verhindern. Auch hier ist die in PMR von großem Nutzen.

„Die Kunst des Ausruhens ist ein Teil der Kunst des Arbeitens."
(John Steinbeck, 1902-1968)

Die folgende Zusammenstellung gibt Ihnen eine Übersicht über mögliche individuelle Anwendungen der PMR. Sollten Sie nicht so viel Zeit haben, können Sie sich auf die angegebenen Übungsbereiche beschränken. Bei regelmäßiger Anwendung werden Sie bald die positiven Auswirkungen spüren können.

Allgemeinbefinden:
Langform oder Kurzform der PMR komplett

- Sie harmonisieren Ihre Atmung
- Sie steigern Ihr Konzentrationsvermögen
- Das Immunsystem wird gestärkt
- Sie finden ruhigen Schlaf
- Das allgemeine Wohlbefinden bessert sich

Skelett- und Muskelsystem:
Übungsbereiche I und IV

- Knochen, Gelenke und Bänder werden trainiert
- Die Durchblutung der Extremitäten wird angeregt
- Sie beugen Muskelkrämpfen vor
- Sie dehnen und stärken den Bewegungsapparat

Psyche:
Übungsbereiche II und V

- Sie werden ruhiger und ausgeglichener
- Die PMR ist ihre „Waffe" bei Stress und Belastung
- Ängste und Spannungen werden abgebaut
- Sie lindern Nervosität und Unruhe
- Sie wirken psychosomatischen Beschwerden aktiv entgegen

Kopf, Hals, Nasen, Ohren
Übungsbereich II

- Sie trainieren eine vertiefte, energiereiche Atmung
- Störungen wie Tinnitus, Asthma oder Migräne werden positiv beeinflusst
- Sie verlieren angespannte Gesichtszüge

Herz-Kreislauf-System:
Übungsbereich III, IV

- Sie normalisieren Blutdruck und Herzfrequenz
- Die periphere Durchblutung bessert sich
- Herz-Kreislauf-Erkrankungen werden günstig beeinflusst
- Sie schonen Ihr Herz nach Operationen oder anderen Eingriffen
- Die Muskelpumpen für den venösen Blutrückfluss werden gestärkt

Vegetativum:
Übungsbereiche III und IV

- Die inneren Organe werden massiert und besser durchblutet
- Die Verdauung wird angeregt
- Beschwerden wie Sodbrennen, Magenschmerzen oder Reizdarm bessern sich
- Sympathikus und Parasympathikus finden zu einem besseren Ausgleich

Schmerzen:
Langform oder Kurzform der PMR komplett

- Sie harmonisieren Ihre Atmung
- Akute und chronische Schmerzen werden gelindert
- Kopf-, Gelenk- und Gliederschmerzen werden reduziert
- Auch nach Operationen können Sie Schmerzen vermindern

Haut:
Übungsbereiche I, IV und V

- Jucken oder Allergien werden weniger stark wahrgenommen
- Neurodermitis läßt sich günstig beeinflussen
- Die Durchblutung der Haut wird verbessert

Hormonsystem:
Übungsbereiche II, III, IV und V

- Zyklusbedingte Beschwerden können abgemildert werden
- Sie vermindern die Symptome der Schilddrüsenüberfunktion

Hyperkinetische Syndrome:
Langform oder Kurzform der PMR komplett

- Sie harmonisieren Atmung und Kreislauf
- Bei Kindern mit „hyperkinetischem Syndrom" oder Aufmerksamkeitsdefizitsyndrom (ADS) kann die PMR nachhaltig weiterhelfen

Übungsteil

Profiprogramm

Vorbereitung: Lockern, Lösen, Loslassen...

Entspannung für zwischendurch...

Wer schon sehr viel Erfahrung hat mit dem Entspannungstraining, kann die Übungseinheiten durchaus noch weiter verkürzen. Diese Verkürzung muss aber nicht immer eine zeitliche Einschränkung bedeuten, sondern kann auch darin bestehen, dass die zu trainierenden Muskelpartien in noch größere Einheiten zusammengefasst werden. Auf diese Weise können besonders Geübte die PMR auch in nur 7 Einzelschritten durchführen. Tabelle 3 hat diese 7 Schritte einmal zur Übersicht aufgelistet.

Wo rohe Kräfte sinnlos walten,
da kann sich kein Gebild gestalten.
(Schiller)

ACHTUNG!
Halten Sie auch bei der verkürzten Übungsform jeweils die einzelnen Muskelgruppen für 5-10 Sekunden angespannt. Ganz wichtig: Spüren Sie dach dem Loslassen der Muskeln stets einige Sekunden nach und registrieren Sie den Unterschied zwischen den zunächst angespannten Muskeln und dem anschließenden Entspannungszustand.

Für jeden, der die PMR aktiv ausübt, besteht ein erstrebenswertes Ziel darin, stressige Momente langfristig mit einer eigenen Auswahl an Übungsschritten auf raschem Wege abzupuffern. Entsprechende Entspannungssituationen stellen sich allerdings erst nach einigen Wochen regelmäßigen Trainings mit der PMR ein. Da die PMR keine unmittelbaren Nebenwirkungen mit sich bringt, ist die Methode eine große Hilfe bei der Bewältigung von bevorstehenden und vorangegangenen Spannungssituationen.

Ultra-Kurzform: In 7 Schritten zur

Zur besseren Übersicht zeigt Tabelle 3 einzelnen Übungsschritte bei der Ultra-Kurzform der Progressiven Muskelrelaxation (PMR) in 7 Schritten:

Schritt	Körperbereich	Aktion
1	**Arm rechts**	Faust ballen, Arm beugen, so viele Muskeln des rechten Arms wie möglich anspannen
2	**Arm links**	Faust ballen, Arm beugen, so viele Muskeln des linken Arms wie möglich anspannen
3	**Gesicht**	Augen zukneifen, Grimasse schneiden, Gesicht anspannen
4	**Schultern / Nacken**	Schultern hochziehen, Kopf auf die Brust legen
5	**Rumpf**	Schulterblätter zum leichten Hohlkreuz zusammenziehen, Bauch herausstrecken, Bauchdecke und Rücken anspannen
6	**Bein rechts**	Rechten Gesäßteil heranpressen, rechten Oberschenkel und Unterschenkel anspannen, Zehen zum Gesicht ziehen
7	**Bein links**	Linken Gesäßteil heranpressen, linken Oberschenkel und Unterschenkel anspannen, Zehen zum Gesicht ziehen

Tab. 3: Übersicht über die Übungsteile bei der Ultra-Kurzform der Progressiven Muskelrelaxation (7 Schritte)

Was bringt die Übung?

Bei der „Ultra-Kurzform" werden große Muskelgruppen, nämlich Arme, Beine oder der Rumpf zusammengefasst. Diese Verkürzung spart Zeit und kommt vorwiegend zum Einsatz, wenn man sich nur eine kurze Auszeit gestatten will. Für diese Übungsform benötigen Sie ein gutes Übungslevel.

Achten Sie auch beim Profiprogramm zunächst auf eine bequeme Umgebung. Später werden Sie in der Lage sein, auch unter weniger angenehmen Umständen zu entspannen.

Entspannung.

Übungsbereich I:

Obere Extremität

1. Rechten Arm anspannen, Faust ballen

Anspannung:

- Lenken Sie Ihre Konzentration nun auf Ihren rechten Arm. Spüren Sie das ganze Gewicht in Ihrem Unterarm, in der Hand, in den Fingern.
- Ballen Sie nun die rechte Faust und beugen Sie den Arm heran.
- Spannen Sie den ganzen rechten Arm an.
- → Spannung im Arm deutlich spüren und 5-10 Sekunden halten. Ruhig atmen.

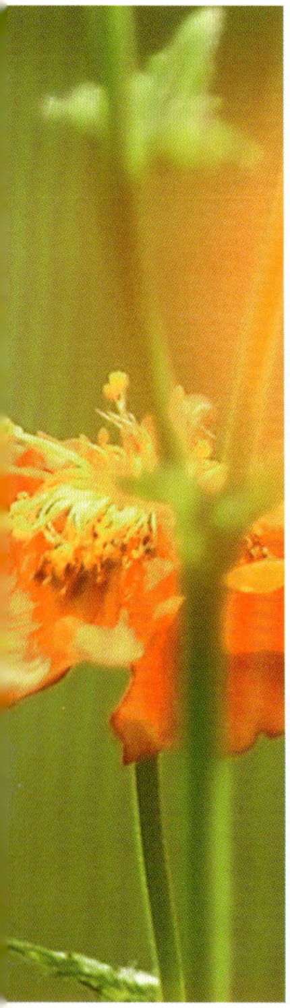

Entspannung:

- Öffnen Sie die Faust wieder und lösen Sie den rechten Arm komplett.
- → Registrieren Sie den Unterschied zwischen An- und Entspannung. Kurz nachspüren.
- Der rechte Arm ist nun wieder vollkommen entspannt. Ganz locker, gelöst und entspannt.

2. Linken Arm anspannen, Faust ballen

Wiederholen Sie nun die Übung in gleicher Weise mit dem linken Arm.

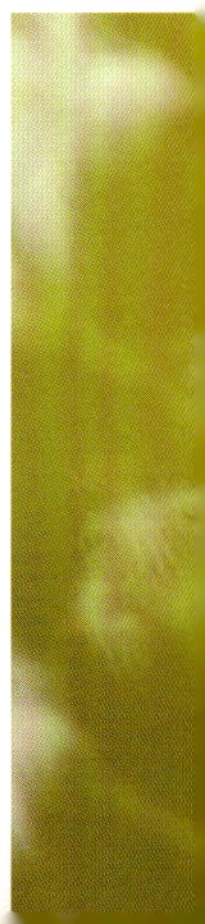

Übungsbereich II:

Kopf/Gesicht/Hals

3. Die Augen zusammenkneifen, Grimasse schneiden

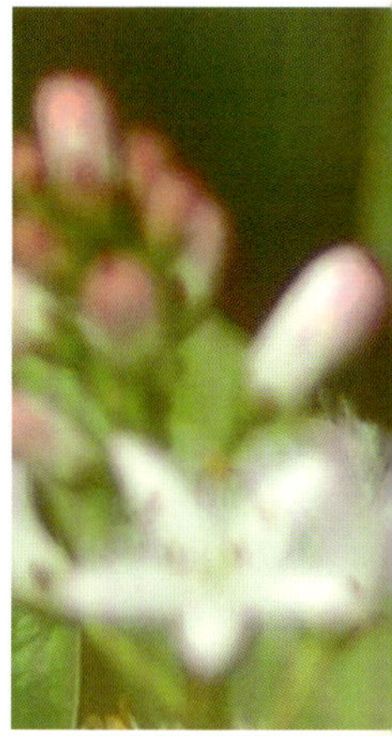

Anspannung:

- Richten Sie Ihre Aufmerksamkeit auf das ganze Gesicht. Konzentrieren Sie sich auf einen Punkt zwischen den Augenbrauen.
- Kneifen Sie nun beide Augen zusammen und schneiden Sie eine Grimasse. Spüren Sie die Anspannung in der Gesichtsmuskulatur.

→ Gesichtsmuskeln fest anspannen und 5-10 Sekunden halten. Durch die Nase atmen.

Entspannung:

- Lassen Sie die Gesichtsmuskeln wieder vollständig los. Lösen Sie Augen, Kiefer, Nase und Stirn.

→ Registrieren Sie den Unterschied zwischen An- und Entspannung. Kurz nachspüren.

- Das Gesicht ist nun wieder ganz glatt und entspannt. Ganz locker, gelöst und entspannt.

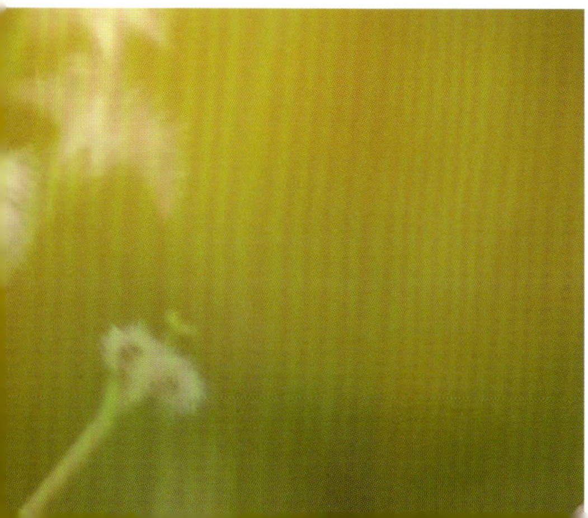

Übungsbereich III:

Schultern/Rumpf/Rücken/Brust/Bauch

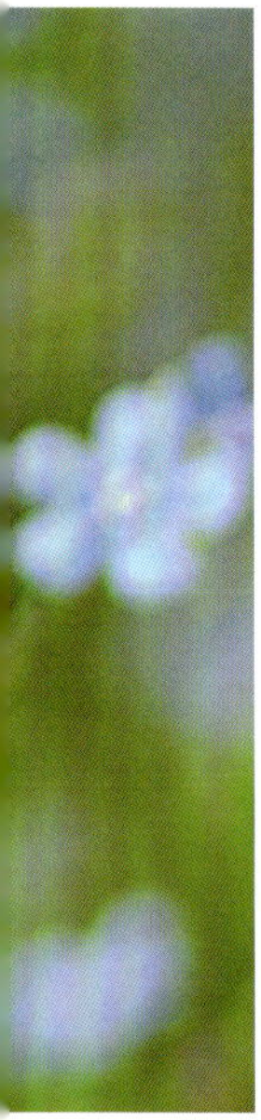

4. Schultern hochziehen

Anspannung:

- Wenden Sie sich nun Ihren Schultern zu. Spüren Sie, wie Nacken und Schultern sich anfühlen.
- Ziehen Sie beide Schultern hoch in Richtung Ohren. Das Kinn auf die Brust legen.
- → Beachten Sie das leichte Ziehen in der Schultermuskulatur. Spannung für 5-10 Sekunden halten.

Entspannung:

- Mit dem nächsten Ausatmen lassen Sie die Schultern wieder sinken und entspannen. Lassen Sie die Schultern ruhig etwas hängen.
- → Bemerken Sie den Unterschied zwischen An- und Entspannung. Kurz nachspüren.
- Lösen Sie die Schultern noch ein wenig mehr. Schultern, Hals und Nacken sind jetzt wieder weich und entspannt. Ganz locker, gelöst und entspannt.

5. Bauch herausstrecken, Hohlkreuz machen, Bauch- und Rückenmuskulatur anspannen

Anspannung:

- Konzentrieren Sie sich nun auf Ihren Rumpf. Spüren Sie die gesamte Länge Ihres Rückens.
- Ziehen Sie beide Schulterblätter nach hinten. Machen Sie ein leichtes Hohlkreuz und strecken Sie den Bauch heraus. Bauch- und Rückenmuskeln dabei anspannen.
- → Spannung im ganzen Oberkörper deutlich spüren und 5-10 Sekunden alten. Ruhig atmen.

Entspannung:

- Lassen Sie die Schultern sowie die Bauch- und Rückenmuskulatur wieder los und entspannen Sie alle Muskeln im ganzen Oberkörper.
- → Registrieren Sie den Unterschied zwischen An- und Entspannung. Kurz nachspüren.
- Die Spannung im gesamten Rumpf verschwindet nun völlig. Schultern, Rücken und Bauch sind jetzt wieder völlig entspannt. Ganz locker, gelöst und entspannt.

Übungsbereich IV:
Becken/Gesäß/untere Extremität

6. Rechtes Bein anspannen, Gesäß zusammenkneifen

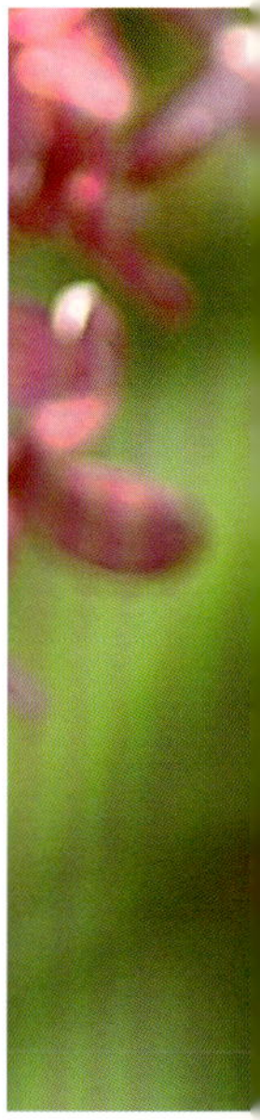

Anspannung:

- Wenden Sie sich dem rechten Bein zu. Spüren Sie, wie es sich anfühlt.
- Spannen Sie Ihre Oberschenkel an, indem Sie gleichzeitig Ihre Beine weiter an den Untergrund drücken. Ziehen Sie dabei die Zehen in Richtung Gesicht, so dass auch in den Waden Spannung entsteht.
- Kneifen Sie zusätzlich das Gesäß mit mittlerer Kraft zusammen.
- → Achten Sie auf die leichte Anspannung im ganzen Bein und im Gesäß. Spannung für 5-10 Sekunden halten.

Entspannung:

- Mit dem nächsten Ausatmen lassen Sie wieder los. Beine und Gesäß finden in eine bequeme und lockere Position zurück.
- → Nehmen Sie wahr, wie das leichte Gefühl der Anspannung immer mehr verschwindet. Kurz nachspüren.
- Registrieren Sie den Unterschied vor und nach der Anspannung.
- Das ganze rechte Bein ist jetzt wieder völlig entspannt. Ganz locker, gelöst und entspannt.

7. Linkes Bein anspannen, Gesäß zusammenkneifen

Wiederholen Sie nun die Übung in gleicher Weise mit dem linken Bein.

Übungsbereich V:

Endentspannung: Rekapitulation und Atem

Ein gutes Ende für einen neuen Anfang:

Achtung:
Zur Unterstützung einer nachhaltigen Gesamtentspannung sollten Sie die Konzentration auf den Atem richten und die Ausatmung verstärken. Bemerken Sie die eigene Schwere und lösen Sie die Muskeln noch ein wenig mehr. Vergessen Sie nicht, in Gedanken noch einmal alle Muskelgruppen nachzuspüren.

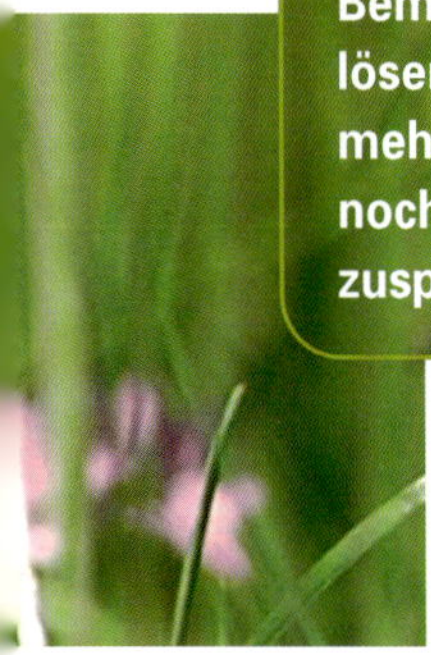

Zum Ausklang der Übungen gehen Sie in Gedanken noch einmal durch alle Muskelgruppen, die Sie gerade angespannt haben. Nach den Einzelschritten ist es wichtig, den Körper als Ganzes in die Endentspannung zu führen. So wird die Entspannung immer tiefer und tiefer.

- Der Atem strömt ganz von selbst.
- Verweilen Sie in Ihrem vertieften Ruhezustand für einige Minuten.

Ein neuer Mensch sein...

- Genießen Sie das angenehme Gefühl der totalen Entspannung.
- Wandern Sie dann im Geiste noch mal durch Ihren ganzen Körper. Erleben Sie das Gefühl von Entspannung überall: in den Fingern, den Händen, den Armen, im Gesicht, im Hals und Nacken, in den Schultern, im Rücken, in der Wirbelsäule, der Brust, im Bauch und Becken, im Gesäß, in den Oberschenkeln, den Waden, im ganzen Bein, in den Füßen bis zu den Zehen. Sie sind vollkommen gelöst und entspannt.
- Machen Sie auch diese gedankliche Rekapitulation in aller Ruhe und nehmen Sie sich dafür die Zeit die Sie brauchen.

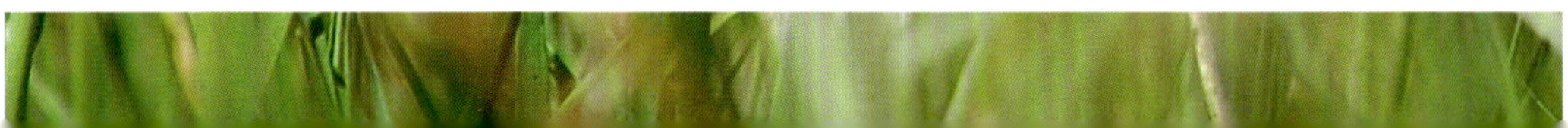

Übungsbereich VI:
Zurücknahme

Zurück in die Zukunft...

Beenden Sie die Entspannung wie gewohnt mit der Zurücknahme.

Für die Zurücknahme:

- Schütteln Sie Arme und Beine kräftig aus und fangen Sie an, sich zu bewegen.
- Strecken Sie Ihren Körper einmal so richtig durch. Zum Schluss: Kräftig durchatmen, die Augen weit öffnen.

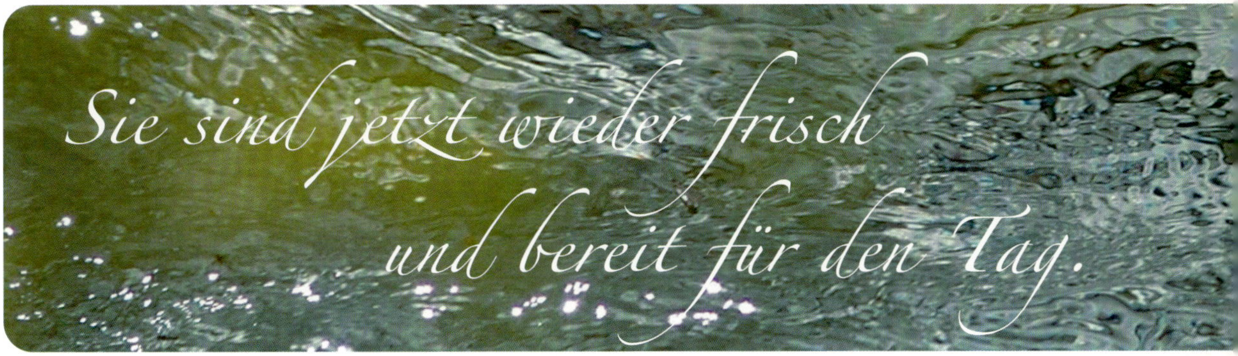
Sie sind jetzt wieder frisch
und bereit für den Tag.

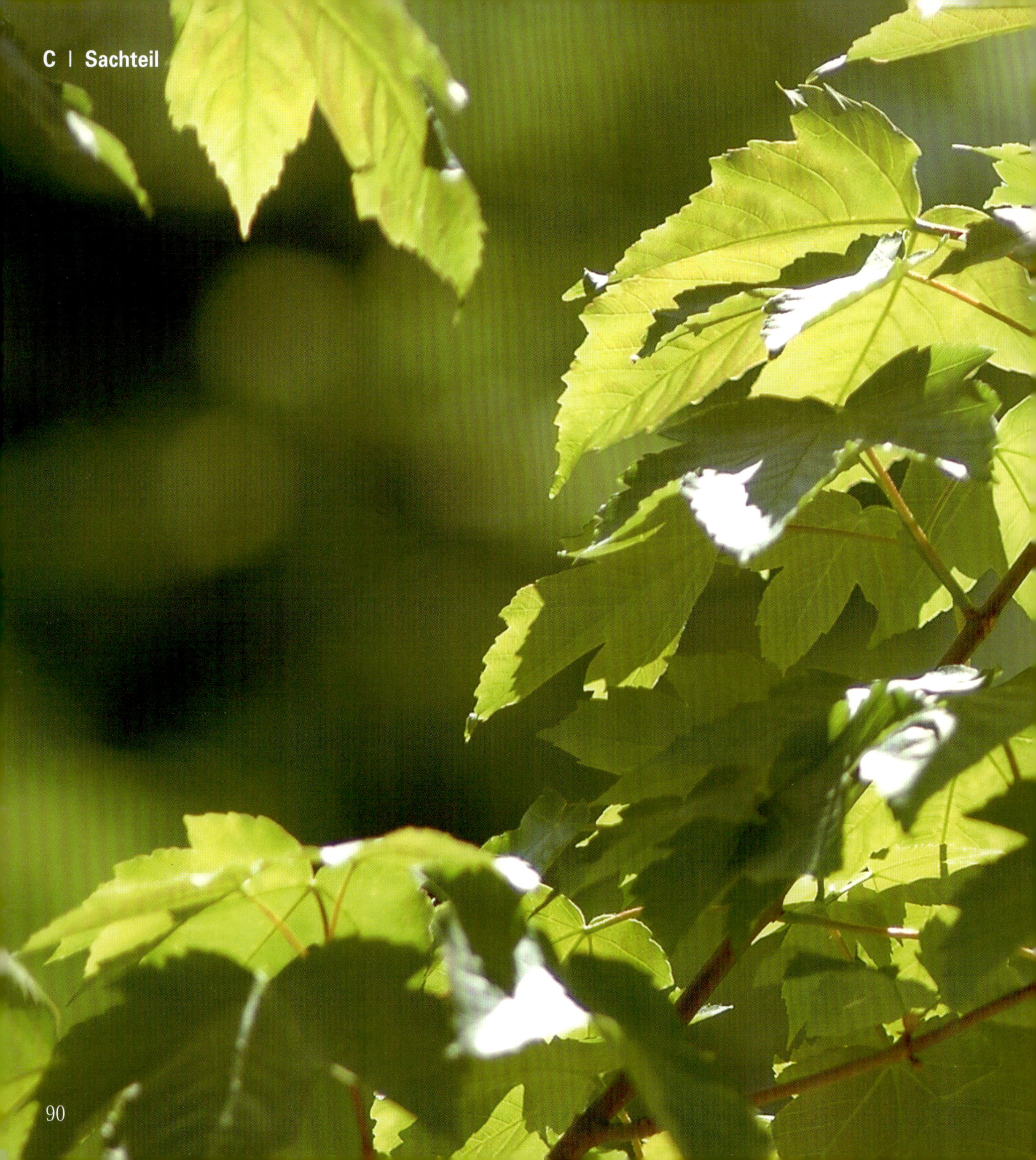

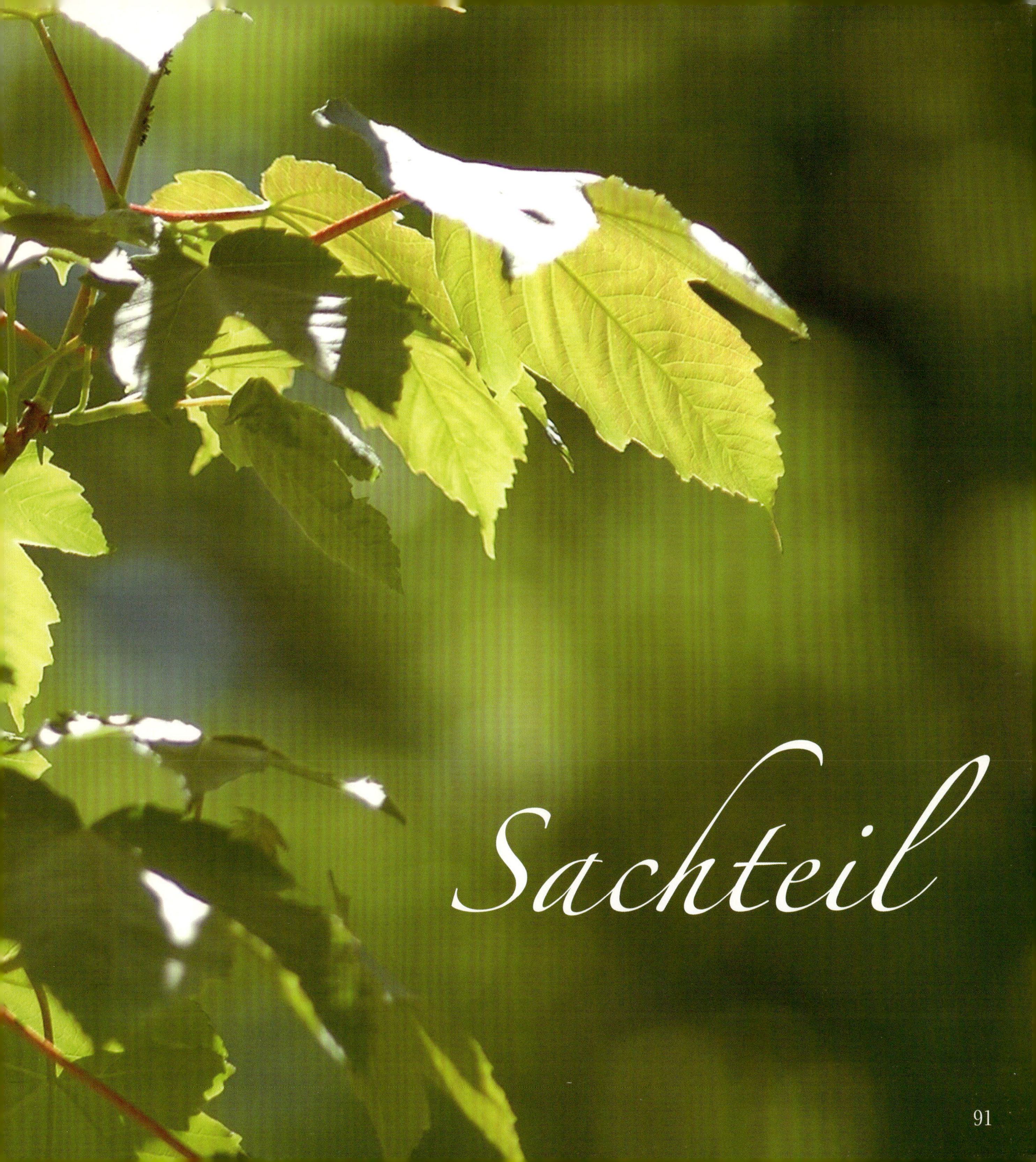

Sachteil

1. Indikationsbereiche der PMR: Hier hilft die PMR weiter...

Wenn ich nicht krank bin, mir aber etwas fehlt...

Wer kennt das nicht? Man hat Beschwerden, doch der Arzt findet nichts. Nicht alle Menschen sind deshalb Simulanten oder wollen sich bloß vor der Arbeit drücken. Häufig haben Patienten dann eine Odyssee von 10 oder 20 verschiedenen Arztbesuchen hinter sich. Meistens sagt jeder Arzt etwas anderes und gelegentlich findet dann der 21. Arzt sogar eine messbare, organische Krankheit. Oft steht in diesen Fällen aber etwas anderes dahinter: Reale Beschwerden, die für den Arzt nicht nachzuweisen sind.

Nicht selten hört man nach fünf Jahren erfolglosen Herumdokterns den Rat: Gehen Sie doch mal zum Psychologen oder zum Psychiater. Auf dem Krankenschein stehen dann so unverständliche Begriffe wie: „vegetative Dystonie, vegetative Neurose, funktionelle Erkrankung, ideopathische psychovegetative Störung, Organneurose, vegetative Labilität, Neurasthenie, Vagotonie oder sogar neurozirkulatorische Dystonie.

Dahinter verbirgt sich oft nichts weiter als die Erkenntnis, dass der Patient Beschwerden hat, die nach objektiven, schulmedizinischen Kriterien nicht sichtbar gemacht werden können. Meistens handelt es sich dabei schlicht um Beschwerden, die aus dem Erlebten und somit letztlich aus dem Unterbewusstsein herrühren. Es wird also nicht etwa bloß simuliert, sondern es hat sich häufig einfach irgendwo ein „Überlaufventil" geöffnet.

Solche „funktionelle Syndrome"sind keineswegs selten. Die Häufigkeitsangaben in den Praxen und allgemeinen Ambulanzen schwanken zwischen 25% und 80%. Wer immer also solche Beschwerden kennt: Sie befinden sich in guter Gesellschaft! Tabelle 4 zeigt Ihnen die häufigsten Symptomkonstellationen organisch nicht begründbarer Beschwerden in %.

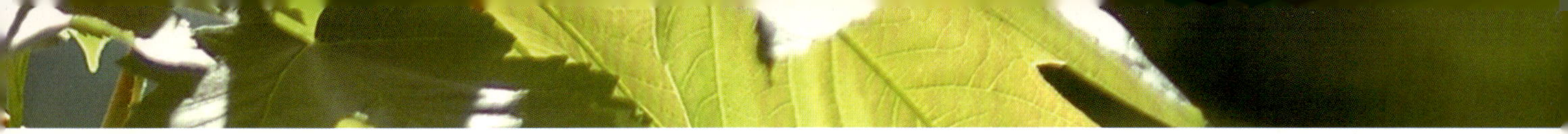

35%	Schlafstörungen	12%	Atembeschwerden
34%	Kopfschmerzen	10%	Kreuz- und Rückenschmerzen
29%	Herzbeschwerden	9%	Appetitlosigkeit
23%	Magen- und Darmbeschwerden	7%	Gliederschmerzen
21%	Angstzustände	6%	Konzentrations- / Gedächtnisschwäche
21%	Schwindel und Ohnmacht	26%	Sonstige Beschwerden
15%	Sexualstörungen		

Tab. 4: Symptomhäufigkeit organisch nicht begründeter Beschwerden bei 2000 ambulanten und stationären Patienten (Schnabl)

Wann sollten Sie in jedem Fall einen Arzt aufsuchen?

Die in der Tabelle aufgeführten Beschwerden haben, wenn sie als sog. „funktionale Beschwerden" auftreten, häufig einen seelischen, innerlich belastenden Hintergrund; sie gehen wie bereits erwähnt oft mit bestimmten Erlebnissen oder Erfahrungen einher.

Davon abzugrenzen sind die psychosomatischen Erkrankungen im engeren Sinne (Psychosomatosen), deren Entstehung meist auf viele unterschiedliche Faktoren zurückgeht. Sie scheinen u.a. auch Folgezustände anhaltender, teilweise gegeneinander gerichteter innerer Spannungen oder Konflikte zu sein. Diese Zustände können langfristig Schaden anrichten und sollten daher rechtzeitig behandelt werden. Zu den „Klassikern" dieser Krankheiten gehören u.a. das Magen- und Zwölffingerdarmgeschwür, Asthma bronchiale, der essentielle Bluthochdruck, die Rheumatoide Arthritis, die Neurodermitis und bestimmte Darmerkrankungen wie die Colitis ulcerosa oder der Morbus Crohn. Sollten Sie den Verdacht haben, unter einer dieser Krankheiten zu leiden, sollten Sie unbedingt einen Arzt aufsuchen.

Achtung!
Eine organische Ursache für Ihre Beschwerden sollte stets von einem Arzt abgeklärt werden.

So lässt sich die PMR bei individuellen Beschwerden anwenden:

Die folgende Übersicht gibt Ihnen die Möglichkeit, das Entspannungstraining in der Methode nach Jacobson auf Ihre individuellen Probleme auszurichten. Sie können dabei gerne sowohl in der Langform als auch in der Kurzform der PMR diejenigen Muskelgruppen ausführlicher trainieren, die Ihnen besonders wichtig sind.

Schlafstörungen:
- Alle Übungsteile im Liegen ausführen
- Besonders lange Endentspannung
- Auf die „Zurücknahme" verzichten

Kopfschmerzen / Migräne:
- Stirn runzeln, dann entspannen
- Augen zukneifen, dann entspannen
- Kiefer leicht zusammenbeißen, dann entspannen
- Schultern hochziehen, dann entspannen
- Formelvers: „Stirn angenehm kühl"
- Atemübungen
- Ausreichend Bewegung und frische Luft schaffen
- Helles Licht meiden

Kreislaufbeschwerden:
- Schulterblätter nach hinten ziehen, dann entspannen
- Schultern hochziehen, dann entspannen
- Bauch herausstrecken, dann entspannen
- Im Liegen den Kopf etwas erhöht halten
- Atemübungen
- Formelvers 1: „Herz schlägt ganz gleichmäßig"
- Formelvers 2: „Atmung ganz ruhig"

Magen- und Darmbeschwerden:
- Bauch einziehen, dann entspannen
- Bauch herausstrecken, dann entspannen
- Gelegentlich auf den Bauch legen, Hände unter den Kopf
- Formelvers: „Sonnengeflecht strömt warm. Bauch ganz entspannt."

Angstzustände / Stress:
- Alle Übungsteile mehrmals täglich ausführen
- Besonders lange Endentspannung
- Atemübungen (Pranayama)
- Yoga: Schulterstand, Pflug und Sonnengebet
- Formelvers 1: „Ich bin ganz ruhig und gelassen."
- Formelvers 2: „Ich habe Vertrauen, ich bin in Sicherheit."

Kreuz und Rückenbeschwerden:
- Schulterblätter nach hinten ziehen, dann entspannen
- Schultern hochziehen, dann entspannen
- Bauch einziehen, dann entspannen
- Gesäß und Oberschenkel anspannen, dann entspannen
- Yoga: Vorwärtsbeuge, Fisch, Pflug und Brücke
- Atemübungen
- Formelvers: „Rücken lang und entspannt. Wirbelsäule ganz stabil."

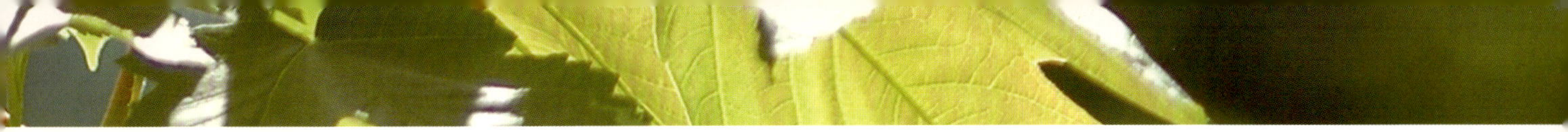

Muskelkrämpfe:

- Obere Extremität anspannen, dann entspannen
- Oberschenkel und Gesäß anspannen, dann entspannen
- Füße und Zehen nach oben ziehen, dann entspannen
- Nach den Übungen Extremitäten noch mal gut „ausschütteln"

Gesundheit dem bewährten Mann,
dass er noch lange helfen kann!

Goethe (Faust I)

Wichtig ist, dass Sie die Übungen regelmäßig machen. Wenn Sie für das Entspannungstraining einen festen Platz in Ihrem Alltag einräumen, werden Sie recht bald die positiven Auswirkungen der PMR spüren.

2. Übungsplan

Entspannen mit System...

Wochen-Entspannungsplan

Tag / Zeit	Mo	Di	Mi	Do	Fr	Sa	So
morgens	–	Sport	**Kurzform**	–	**Kurzform**	**Kurzform**	Spaziergang
mittags	Atem-training	–	Atem-training	Autogenes Training	Affirmationen/ Meditation	–	–
abends	**Langform**	**Langform**	–	**Langform**	Vollbad	Sport	**Langform**

3. Mentale Ergänzung: Der Weg zur Entspannung beginnt im Kopf...

Affirmationen

Die Kraft der Gedanken...

Sie können Ihr Entspannungstraining sinnvoll durch positive Gedanken ergänzen. Gedanken haben eine Kraft, die mächtiger ist als die meisten anderen Energien.

Es ist eine altbekannte Weisheit: Wir ziehen im Leben immer das an, worüber wir am meisten nachdenken, woran wir am stärksten glauben, was wir ganz tief in uns erwarten oder was wir uns am lebhaftesten vorstellen. Gute, liebevolle und lebensbejahende Gedanken sind der Ursprung ungeahnter Kräfte und Energien.

Positive Affirmationen – Besser denken...

Affirmationen sind einfache Glaubenssätze oder Aussagen, mit deren Hilfe man bewusste Denkvorgänge aktiv steuern und bestärken kann. Mit positiven Affirmationen lassen sich destruktive Gedankenmuster in konstruktive umwandeln. Unser Unterbewusstsein übernimmt diese Glaubensmuster. Sie bestärken uns darin, das angestrebte Ziel zu erreichen.

Jede positive Aussage kann eine Affirmation sein. Sie kann allgemein oder auf eine bestimmte Situation bezogen sein. Wir kennen dies u.a. vom Sport: Der Gewichtheber, der ein großes Gewicht stemmen will, wird sich sagen: „Ich bin stark, ich schaffe das!". Die Variations- und Einsatzmöglichkeiten sind hier unbegrenzt.

Damit Affirmationen ihre volle Wirkung entfalten können, sollten Sie sie bei ihrer Formulierung jedoch folgende Punkte beachten:

- Formulieren Sie Affirmationen immer in der Gegenwartsform. Gehen Sie vom Jetzt aus, nicht von dem Wunsch oder der Zukunft.
- Formulieren Sie Affirmationen immer so positiv wie möglich.
- Wählen Sie immer Affirmationen, bei denen Sie fühlen, dass sie zu Ihnen passen.

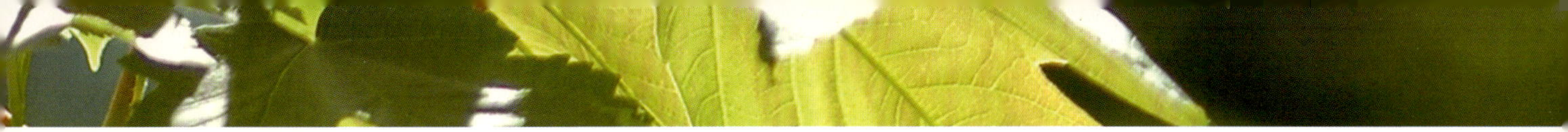

Sie können Ihre Affirmationen leise verinnerlichen, laut aussprechen, aufschreiben oder sogar singen.

Wiederholen Sie Ihre persönliche Affirmation mindestens dreimal hintereinander; auch wenn Sie leise sprechen: tun Sie es in jedem Fall bewusst. Je öfter sie die Affirmationen machen, desto stärker verinnerlichen Sie diese.

Wenn Ihnen keine eigene, individuelle Affirmation einfällt, können Sie je nach Stimmung ggf. eine der folgenden auswählen.

- Der Alltag gelingt mir leicht und mühelos.
- Alles in meinem Leben entwickelt sich zum Guten.
- Meine Beziehung wird jeden Tag liebevoller.
- Ich liebe mich so, wie ich bin.
- Ich fühle mich gut in meinem Körper.
- Mein Leben ist ein großes Wunder. Ich bin dankbar.
- Ich bin ruhig und entspannt.

Meditation

Meditation ist ein Brennglas: Meditation bündelt die Gedankenwelt und schärft Willenskraft, Zielstrebigkeit, Denken und Handeln.

Kontrolle des Geistes...

Meditation ist die Übung anhaltender Beobachtung des Geistes. Sie ist ein Teil der spirituellen Praxis verschiedener Weltreligionen.

Durch Konzentration können wir Abstand zu unseren Sorgen und Nöten gewinnen. Wenn Sie sich z.B. auf einen Gegenstand, eine brennende Kerze oder ein „Mantra" (heilige Silbe) konzentrieren, gehorcht die Aktivität Ihres Geistes einem sehr kleinen Aktionskreis. So führen Sie Ihre Aufmerksamkeit ständig zum Gegenstand Ihrer Konzentration zurück. Die Unterbrechung der automatisierten Gedankenmuster führt Sie zurück zu Ihrer wahrhaftigen Natur, zu Ihrem wahren Ich. Die Meditation zügelt Ihre Gedanken und führt somit zur Beruhigung von Geist und Seele. Sie trägt damit zur nachhaltigen Entspannung bei, überträgt diese auf Ihren Körper und ist somit ein weiterer Baustein zu innerem Frieden, Gesundheit und Wohlbefinden.

Um einen Einstieg in die Meditationspraxis zu finden, versuchen Sie folgende Übung:
Stellen Sie sich vor, Sie wären umgeben von einem hellen kosmischen Licht. Dieses reine Licht durchflutet Sie vollständig und bildet eine schützende Hülle. Spüren Sie, wie die umfassende Heilkraft dieses wunderbaren, warmen Lichts jede Zelle Ihres Körpers durchströmt, Sie schützt und Ihr gesamtes Wesen zum Strahlen bringt.

Wenn Sie diese Meditation in das Programm um Ihr Entspannungstraining herum mit aufnehmen, werden Sie Ihr Wohlbefinden um einen wichtigen Aspekt bereichern.

4. Bonuspunkte:
Schaffen Sie sich ein angenehmes Klima...

Manchmal ist es sinnvoll, das Entspannungstraining durch einfache Methoden zu ergänzen.

Musik

Wenn Sie Ihr Entspannungstraining mit Musik begleiten möchten, so sollten Sie für sich eine Musik auswählen, die Ihnen gefällt und die Sie beruhigt. Vermeiden Sie es bitte, einfach das Radio oder den Fernseher im Hintergrund laufen zu lassen.
Studien von Straßenverkehrsexperten haben ergeben, dass sich klassische Musik zur Beruhigung besonders eignet.

Düfte

Über die Nase werden viele Eindrücke teilweise unbewusst aufgenommen und emotional sofort verarbeitet. Eine spezielle Region im Gehirn übermittelt die gewonnenen Informationen direkt an unsere „Gefühlszentrale". Jeder weiß, dass uns bestimmte Gerüche lebhaft an ganz bestimmte Situationen erinnern, selbst wenn sie vielleicht schon sehr lange zurückliegen. Auch Ihr Entspannungstraining können Sie mit geeigneten Geruchskompositionen unterstützen. Folgende Duftnoten eignen sich hierfür besonders: Lavendel, Sandelholz, Melisse, Rosmarin.

Temperatur

Es ist eine Binsenweisheit, dass zur eigenen Entspannung eine angemessene Umgebungstemperatur nötig ist. Vor allem sollte diese konstant bleiben und nicht allzu sehr schwanken. Schließen Sie für Ihre Übungen daher die Fenster und Türen. Achten Sie zudem – vor allem im Winter – auf eine ausreichende Luftfeuchtigkeit. Zu trockene Heizungsluft führt gelegentlich zu verschiedenartigen Beschwerden im Nasen-Rachen-Trakt. Für die Höhe der Raumtemperatur sollten keine Empfehlungen abgegeben werden. Wärme und Kälte sind etwas sehr Subjektives und sollten dem Einzelnen zur Bestimmung überlassen werden.